U0386170

养老，
活到天年

杨 力 ◎主编

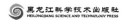

黑龙江科学技术出版社

HEILONGJIANG SCIENCE AND TECHNOLOGY PRESS

图书在版编目（CIP）数据

养老，活到天年 / 杨力主编 . -- 哈尔滨：黑龙江
科学技术出版社，2018.5
（养生有道）
ISBN 978-7-5388-9590-2

Ⅰ.①养… Ⅱ.①杨… Ⅲ.①养生（中医）Ⅳ.
① R212

中国版本图书馆 CIP 数据核字 (2018) 第 058626 号

养老，活到天年
YANGLAO，HUODAO TIANNIAN

作　　者　杨　力
项目总监　薛方闻
责任编辑　马远洋
策　　划　深圳市金版文化发展股份有限公司
封面设计　深圳市金版文化发展股份有限公司
出　　版　黑龙江科学技术出版社
　　　　　地址：哈尔滨市南岗区公安街 70-2 号　邮编：150007
　　　　　电话：（0451）53642106　传真：（0451）53642143
　　　　　网址：www.lkcbs.cn
发　　行　全国新华书店
印　　刷　深圳市雅佳图印刷有限公司
开　　本　685 mm × 920 mm　1/16
印　　张　13
字　　数　180 千字
版　　次　2018 年 5 月第 1 版
印　　次　2018 年 5 月第 1 次印刷
书　　号　ISBN 978-7-5388-9590-2
定　　价　39.80 元

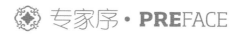

杨力

中医养生专家

长寿是人们最深层的渴望

健康长寿和永葆青春一样，十分诱人。那么何为长寿呢？早在春秋战国时期的著作《左传》中就把"寿"分为上、中、下三等，称"上寿一百二十岁，中寿百岁，下寿八十"。意思是说，120岁者称为上寿，100岁者称为中寿，80岁者则称为下寿。也就是说，只有年龄超过80岁的人才有资格用"寿"字。

随着时代的发展、科学技术的进步，人类的寿命也在延长。世界卫生组织提出了最新的成年人年龄划分方法：44岁以下为青年人，45~59岁为中年人，60~74岁为年轻的老年人，75~89岁为老年人，90岁以上为长寿的老年人。按照这个标准，当下的绝大多数人可能都与"长寿"二字无缘了。但是，"延年益寿"一直是人类的美好愿望，人人都希望自己能长寿，能健健康康地尽享天年。

自然界一切生物的生命过程都是由生命诞生、发育、成熟、衰老、死亡这几个阶段组成的。

有些人盲目追求长生，为此，他们炼丹、服石，认为生命从此可以永恒。古人云："'服食求神仙，多为药所误。'诚哉是言也！"史书中记载了不少为企求长生而信神信巫，迷信"神仙家"和"炼丹家"，服食金石而上演的悲剧。

企盼长寿是世人的普遍愿望，虽然人人都应当享有寿至天年的幸福，但事实上能达到长寿标准，即活到 90 岁以上的人毕竟还是极少数。大多数人在年轻的时候疲于生存，不大注意保护自己的身体，到了晚年往往疾病缠身。

人的寿命不可能永恒，但活到人类的正常寿命，即天年，则通过自身的努力是有可能达到的，古人对此早有认识。《黄帝内经》中说："其知道者，法于阴阳，和于术数，食饮有节，起居有常，不妄作劳，故能形与神俱，而尽终其天年，度百岁乃去。"也就是说，懂得养生之道的人，就会根据自然界的客观规律而起居生活，按照正确的保健方法进行调养锻炼。饮食有节制，生活有规律，劳逸适度，让自己的肉体与精神都保持最佳状态，这样就能够活到人的正常寿命——天年。

❀ 目录·CONTENTS

Part 01
重视后天调理

Part 02
吸取食物精华

Part 03
祛湿邪扶正气

Part 04
守住人体生命力

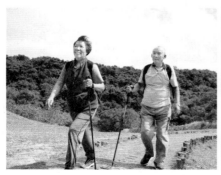
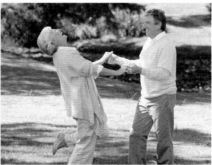

Part 05
改变生活习惯

Part 06
穿戴展现智慧

Part 07
按压养生穴位

Part 08
身体保暖妙招

Part 09
养好骨更长寿

Part 10
修心保持安宁

Part 11
追求晚年幸福

Part 01
重视后天调理

有的人冬天怕冷，

夏天也手脚冰凉；

有的人夏天特别怕热，

冬天的时候也五心烦热；

而有的人既不怕冷也不怕热。

这就是不同体质导致不同的身体反应。

体质伴随人的一生，

也影响每个人一生的健康，

但并不是不能改变的。

后天的调养能改变先天体质的不足。

养生要先养好体质，

给健康打好基础。

1. 分清你是什么体质

> 不同体质的人会有不同的长相和性格,不同体质的人对相同的疾病也会有不同的反应,因此,可以通过这些小细节判断自己是何种体质。

很多人有这样的疑问:常听说要根据自身体质来养生,可读过很多体质养生的书,却还不清楚什么是体质,也不会判断自己的体质。有什么简单的方法判断自身的体质呢?

体质是一个综合性的概念,既包含了一个人的形,又包含了一个人的神。不过,判断体质还是有简单的方法的。

中医认为,人体是以五脏为中心,六腑为辅助,精、气、血、津液为物质基础,经络为调节的统一体。人体表里连络对应。通过观察体表特征和生理功能的外在表现就可以判断五脏是否正常,因此中医诊断疾病就有了"望、闻、问、切"四法。

同样的道理,体质是人体形态、生理功能和心理、情绪、性格等的综合体,因此,可以通过一个人的体态特征、生理病理现象、性格喜好等来判断一个人的体质。

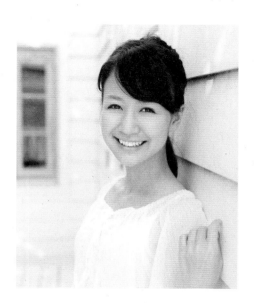

✳ 偏阳体质

偏阳体质的人其体形多为适中或偏瘦,但比较结实;性格比较外向,好动,容易急躁、失眠;精力比较旺盛,性欲较强;消化吸收功能强,吃东西喜欢吃凉的、不喜欢热的;面色、唇、舌普遍偏红,舌苔薄黄,脉多滑数。

❋ 偏阴体质

　　偏阴体质的人体形多为适中或偏胖，但比较羸弱，容易疲劳；平时容易手足冰凉，怕冷；反应迟钝，性欲较弱；消化吸收功能差，喜欢吃温热食物，大便稀、不成形，小便清长；脸色、唇、舌偏白，脉多迟缓。

❋ 阴阳平和体质

　　阴阳平和体质的人体形适中，身体较强壮；睡眠质量好，精力旺盛，淡定从容，举止大方；消化吸收好，大小便通畅正常；脸色红润，舌色淡红、苔薄白，脉和缓有力；很少患病，即使患病也好得快。

◎ 体质的分类 ◎

体质类型	阴阳平和型	偏阳型	偏阴型
体形	体形适中，身体较强壮	体形多为适中或偏瘦，但比较结实	体形多为适中或偏胖，但比较羸弱，容易疲劳
行动特征	睡眠质量好，精力旺盛，淡定从容，举止大方	性格比较外向，好动，容易急躁、失眠；精力比较旺盛、性欲较强	平时容易手足冰凉，怕冷；反应迟钝，性欲较弱
消化和代谢	消化吸收好，大小便通畅正常	消化吸收功能强，吃东西喜欢吃凉的、不喜欢热的	消化吸收功能差，喜欢吃温热的食物，大便稀、不成形，小便清长
体征	脸色红润，舌色淡红、苔薄白，脉和缓有力；很少患病，即使患病也好得快	面色、唇、舌偏红，舌苔薄黄，脉多滑数	脸色、唇、舌偏白，脉多迟缓

2. 体质决定寿命

> 体质是一个人身体和神明的总体概况，从出生到去世伴随着人的一生。体质不但影响着你的健康，也影响着你的寿命。

有两个年轻女子一起去吃火锅，第二天其中一个嘴角溃烂起泡，脸上还零星长了几个粉刺；另一个则脸蛋光滑、红润，一副很健康的样子。同样是去吃火锅，为什么吃完后，后者健康依旧，前者却"损失惨重"呢？到底是什么原因造成两个人会有如此迥异的症状呢？

原来这是因为每个人的体质不同而导致的。身体依旧健康的那位女子是阴阳平和体质，是最健康的体质；而另外一位女子则是阳性体质，吃热性的食物就容易长痤疮、烂嘴角。是的，体质不同的人，即使饮食习惯一样，即使吃的是同一道菜，也会产生不一样的效果。

❋ 先天体质后天调养

什么是体质？体质就是每个人一生当中表现出的相对稳定的身体形态、生理功能和心理状态三个方面的综合特征。体质既取决于父母生我们

的时候给予我们的先天禀赋，也受后天调养的影响。中医养生强调"因人制宜"，就是根据不同人的不同体质来制定对策。因此，找到适合自己的养生方法必须要先辨别自己属于何种体质。

❋ 体质对健康的影响

体质的分类方法有好几种，很多保健类书籍都将体质分为九种，但这种分类方法不方便分辨，有些读者读了之后会觉得自己同时属于多种体质。为了实用起见，我们这里把体质分为三种类型：偏阳体质、偏阴体质和阴阳平和体质。

其中，阴阳平和体质是最健康的体质，也是我们养生要努力达到的体质；偏阳体质则是体内阳气偏盛，阴气偏虚，喜凉怕热；偏阴体质与偏阳体质正好相反，大部分时候体内阴气偏盛，阳气偏虚，喜温畏寒。偏阳体质和偏阴体质都是阴阳不协调，易感

外邪而得病，因此需要注意调理。

体质在人的一生中是相当重要的，你是什么样的体质就决定了你一生大致的健康状况。如体质较强，则对某些病的易感性和耐受性就弱，相同的疾病在不同体质的人身上会有不同的从化和传变规律，因此表现出的症状也不同，对人体造成的伤害程度也有轻重之分，相同的疾病经过治疗之后康复的时候，不同体质的人需要的时间也各有长短。

由此可见，拥有好的体质就可以少生病，即使生病也不会对身体造成太大的伤害，康复得也快，自然寿命就长；而体质差就意味着身体隔三岔五会被疾病折磨。

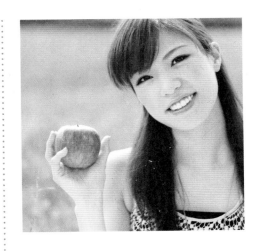

体质虽相对稳定，但也不是一成不变的。体质偏阴或偏阳的人就应当通过后天的努力来改善，达到阴平阳秘、益寿延年的目的。可以说，养生的根本，就在于辨清体质，根据体质选择适合自己的养生方法。

◎ 三种体质的健康表现 ◎

体质类型	体质特征
阴阳平和型	最健康的体质，平时很少生病，即使生病也好得快
偏阳型	阳气偏盛，阴气偏虚，喜凉怕热
偏阴型	体内阴气偏盛，阳气偏虚，喜温畏寒

3. 影响体质的七个元素

> 拥有阴阳平和的完美体质是每个人梦寐以求的，于是身体健康的人想继续维持，身体较差的人则想尽办法增强体质。不幸的是，有些人不管怎么注意饮食、睡眠、运动都很难达到阴阳平和体质的标准。这是为什么呢？影响体质的因素又有哪些？

前面我们讲到了体质养生的重要性和体质的辨别，有哪些因素可以影响体质形成呢？

✳ 先天禀赋是基础

我们刚从娘胎里出生的时候，甚至是父母的受精卵刚形成的时候，就奠定了我们一生的基础。从受精卵形成到分娩的全过程就是父母给予我们的先天禀赋。父母双方体质的强弱、妈妈怀我们时的营养状况、有没有受不良因素伤害等都影响着我们的先天禀赋。给自己的孩子一个好的身体基础是每一对父母的责任，备孕时父母应当戒烟限酒、不妄劳作；母方如体质阴阳有偏颇应当调理平衡。母亲怀孕期间应当保持气血充足，尽量防病慎药。

✳ 性别不同体质不同

男女的形态不同，生理功能也有很大差别。男性性格相对外向、粗犷；女性性格多内敛、细腻。因此，体质也完全不一样。中医认为：男属阳，以肾为先天，以精、气为本，容易出现气虚（如肾气虚）；女属阴，以肝为先天，以血为本，容易出现血虚（如月经失血过多导致血虚）。

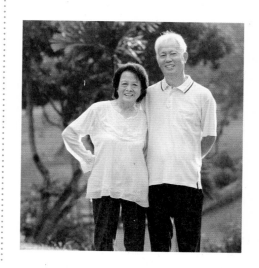

❈ 体质随年龄改变

随着年龄的增长，从稚嫩、活泼的小孩子到体格健壮、成熟稳重的中青年，再到体弱多病、孤苦伶仃的老年，体质自然有很大不同。

小孩子的体质属于稚阳稚阴，容易感冒、发热、肚子痛，但是疾病来得快去得也快。中青年时无论身体强健程度还是心理成熟程度都达到了一生的顶峰，属于壮阳壮阴体质。老年时期五脏六腑功能都逐渐衰退，气血越来越不足，属于衰阴衰阳体质。

也许先天禀赋、性别、年龄的增长，这三个因素我们自己是无法改变的，下面要讲到的因素，却是可以改变的，也是我们调养和改善体质应该把握的因素。

❈ 饮食影响体质

大家都知道，每天喜欢喝酒吃肉的人往往性格粗犷、脾气暴躁，而每天饮食清淡的人往往性格温文尔雅、彬彬有礼，这就是饮食对体质的影响。食物有寒、热、温、凉四气和咸、甘、酸、辛、苦五味之分，其中寒、凉、咸、甘、酸为阴，温、热、辛、苦为阳。根据中医"同气相求"理论，阴性食物会助长体质的阴性，而阳性食物会助长体质的阳性。为了达到阴阳平和，偏阴体质的人应当多吃阳性食物，而偏阳体质的人应当多吃阴性食物。

❈ 心理影响体质

人的心理和情绪在中医属于神，神藏于心。心为君主之脏，主宰所有脏腑的功能运行，从而影响人的体质。一般而言，心平气和的人气血也顺畅，体质平和；相反，长期或强烈的不良情绪，容易导致气血紊乱，形成偏阳的体质。

❈ 环境影响体质

"橘生淮南则为橘，生于淮北则为枳。"环境不仅对植物有很大影响，对人的体质也有很大影响。如生于北方的人多体质壮实、性格粗犷；生于南方的人体质则相对比较瘦弱、性格温和；生于沿海地带的人，体质多痰湿。

过度劳作和过度安逸都也会对体质造成不良影响。劳累过度会导致气血不足，减弱脏腑功能，形成虚性体质；过度安逸则会导致凝滞气血，气血生化不足，水湿内停，形成虚夹血瘀体质。

❋ 用药影响体质

上面介绍的几个因素对体质的影响往往是比较缓慢的，疾病和用药则对体质的作用较迅速，因此一定要慎重。生病在人的一生中都是难免的，但是现在的人们不管大病小病，只要一生病就急着打针吃药。结果病症是很快消除了，但是体质却还是很虚弱，甚至变得更差了。

总的来说，除了无法改变的因素，我们要懂得针对可以改变的因素、均衡饮食、平衡心态、趋利避害、劳逸适度、谨慎用药，才能拥有健康的体质。

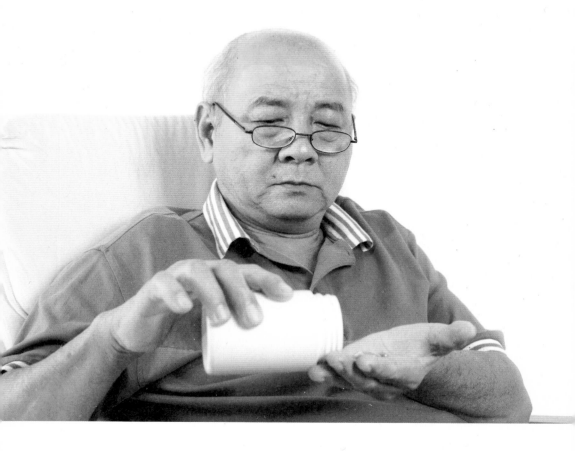

4. 根据体质来养生

养生是现在越来越流行的生活方式，从各个城市大街上出现越来越多的养生会所可见一斑。有些人也喜欢从网上或各种养生书上获取养生的方法。

彭老伯今年60多岁了，平日里没有定期体检的习惯，得了病也不愿意上医院治疗，总是自己买补药吃。有一次他患了病，吃了补药也总不见好，只得去医院接受治疗，三天后病愈出院，没想到一个礼拜病复发了。这次他换了一个中医看病，一见面他就问老中医，为什么他的病会复发。老中医告诉他，养生一定要根据自身体质，还要顺应季节气候的变化来调理，他本身属于偏阳体质，因为平时乱吃补药，所以疾病才会复发。根据老中医的指导，彭老伯戒掉了吃补药的坏习惯，身体变得健康了，生活也由此变得多姿多彩。

中医的很多理论有点类似于治国的理论，如《医学入门》有句话说"心者，一身之主，君主之官"。治国制定的一些政策讲究"因地制宜"，其实养生也一样，养生讲究的是"因人制宜"，"人"就是指"个人的体质"。

❋ 什么是体质养生

体质是一个广泛的概念，既决定于先天禀赋，又受到各种环境的影响。因此，体质养生既要考虑个人体质因素，又要顺应天时，方能健康长寿。要顺应天时，就应该根据四季、昼夜的寒暑轮回，天气的晴、雨、风、雪变化来调整自身的衣食住行，做自然的一分子。

❋ 体质养生的宗旨

体质养生的根本宗旨在于对生命的保养，也就是说，在你身体健康的时候就应该开始养生，而不是等你生病的时候才想起养生。年轻的时候就应该开始养生，而不是等到老了再考虑养生。体质决定人身体的状态，伴随人的一生，体质养生也应该贯穿生命的始终，这样方能延年益寿，安享晚年。

5. 顺应天时四季皆可养生

> 一年有春、夏、秋、冬四季，气候也各不同。人和环境是统一的，养生要顺应环境气候的变化，因时制宜。

"顺应天时"是处理自己和外界自然环境的养生原则。不仅人体内的五脏六腑应该是和谐统一的，人与自然也应该是和谐统一的，这就是中医的"天人合一"养生思想。

❋ 体质养生的宗旨

春天百花盛开万物生发。五行属木，与五脏中的肝相应，因此春天要注意养肝。酸味入肝，可以适当吃一些酸味的蔬菜水果，如李子、杨梅、菠萝等。

夏天骄阳似火，烈日炎炎。五行属火，与五脏中的心相应，因此夏天要注意养心。苦味入心，可适当吃一些苦味的食物，如苦瓜、莲子，或者西瓜等清凉解暑的食物。

长夏是夏天的最后一个月（7月），五行属土，与五脏中的脾相应，因此长夏要注意养脾。甘味入脾，可以适当吃一些甘味食物，如南瓜、山药、土豆等。因为长夏正值小暑和大暑节气，是一年中最热的时候，不要吹过多的冷气和吃过多的冷饮，不然很容易伤了脾阳，影响人的食欲。

"春夏养阳"，偏阴体质的人正好可以抓住春季和夏季阳气生发的时机，多去户外运动，多吃温性食物，以助阳气生发；少吃寒凉食物，少吹冷气，以免损伤阳气。偏阳体质的人则相反，应避免阳气过盛，多吃凉性的瓜果，少吃冷饮，少吹冷气。

秋天秋高气爽，果实累累。五行属金，与五脏中的肺相应，因此秋天要注意养肺。辛味入肺，可以适当吃一些辛味的食物，如葱、蒜、辣椒、胡椒等，以宣发肺气。不过秋季比较干燥，过于燥会伤肺，可以吃一些润肺的食物，如梨。

冬季漫天飞雪天寒地冻。五行属水，与五脏的肾相应，因此冬季也要注意养肾。咸味入肾，可以适当吃一些咸味食物，如海产品海带、紫菜、牡蛎等。

6. 由内及外的养生药膳

> 有些人身体稍微有点儿不舒服就去药店买药吃，其实不管是中药还是西药，"是药三分毒"。虽然这样可以解除了一时的疼痛，但长此以往对自己的体质调理反而是有害的。

中医常说："药食同源。"食物是我们每天都吃的，主要功效是滋养身体；中药的药效要强于食物，主要用于治疗疾病。如果药借食力，食助药威，将它们有机融合，就成了既能治病又能滋养身体的药膳。药膳对改善体质有很好的效果。下面就介绍5种简单实用的调养体质的经典药膳，包括2种改善偏阴体质的药膳和2种改善偏阳体质的药膳。

✳ 养生补阳食谱

当归生姜羊肉汤

功效： 此汤具有补虚劳、暖腰肾、温中散寒的功效，可改善偏阴体质。

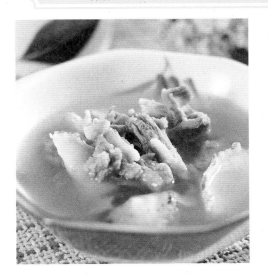

原料：当归90克，生姜150克，羊肉500克，食盐、酱油、大蒜各适量

做法：

①先将羊肉洗净，切成小块，放入沸水锅内汆去血水，捞出凉凉。

②将当归、生姜用水洗净，顺切成大片。

③取砂锅放入适量清水，将羊肉、当归、生姜放入锅中，武火烧沸后去掉浮沫，加食盐、酱油、大蒜改用文火炖至羊肉烂熟，即可食用。

五加皮烧牛肉

功效： 本品润肺止咳、清热解毒，适用于肺炎、百日咳及暑热伤津口渴等症。

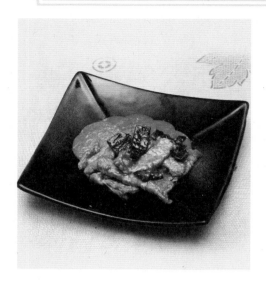

原料： 五加皮10克，杜仲10克，牛肉250克，橄榄菜100克，胡萝卜片50克，白糖、米酒、淀粉、酱油、姜末、香油各适量

做法：

①五加皮、杜仲洗净，熬煮成半碗药汁；橄榄菜切大段，加一些白糖及米酒焯烫。

②牛肉洗净切片，拌入姜末、米酒、淀粉、酱油拌匀，腌渍20分钟左右。

③将腌好的牛肉下锅拌炒，快熟时倒入药汁、胡萝卜片炒至熟，淋入香油即成。

紫苏散寒茶

功效： 紫苏叶有发表、散寒、理气的功效，可用于治疗外感风寒，可改善偏阴体质。

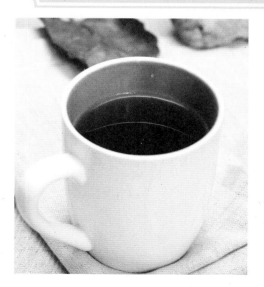

原料： 紫苏叶15克，冰糖10克

做法：

①将紫苏叶洗净后放入锅中，往锅里加水，至淹过紫苏叶。

②以大火煮沸后再转小火煮10分钟左右。

③加入冰糖煮至冰糖溶化即可。

莲子百合煲瘦肉

功效： 本品益肾固精、养心安神，可用于调理失眠、遗精，有改善偏阳体质的功效。

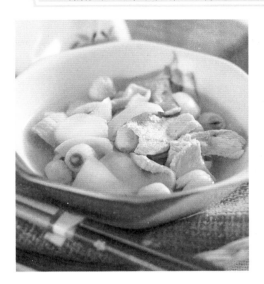

原料： 百合30克，莲子30克，瘦猪肉250克，盐适量

做法：

①洗好的猪瘦肉切成条，再切成丁。锅中注入适量清水烧开，倒入瘦肉丁。

②将汆煮好的瘦肉捞出，沥干水分，备用。砂锅中倒入适量清水烧开，倒入洗净的百合、莲子，加入汆过水的瘦肉。

③盖上锅盖，烧开后用小火煮1小时，至食材熟透，再揭开盖，放入盐即可。

冬瓜薏米煲老鸭

功效： 本品具有清热泻火、利尿通淋、益气补虚的功效，有改善偏阳体质的作用。

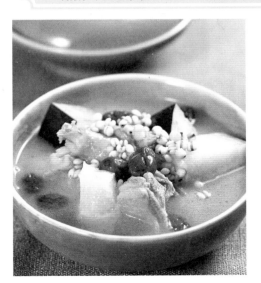

原料： 红枣、薏米各10克，冬瓜200克，鸭1只，姜10克，盐3克，鸡精、胡椒粉各2克，香油5毫升，食用油适量

做法：

①冬瓜洗净，切块；鸭治净，剁件；姜洗净去皮，切片；红枣洗净；薏米洗净。

②锅上火，油烧热，爆香姜片，加入清水烧沸，下鸭汆烫后捞起。

③将鸭转入砂钵内，放入红枣、薏米烧开，放入冬瓜煲至熟，调入盐、鸡精、胡椒粉，淋入香油拌匀即可。

Part 02
吸取食物精华

食物是大自然的精华，

我们靠吃食物维持生命，

能否吃得安全吃得对，

是我们身体健康的头等大事。

了解食物的营养和功效，

不但能保证日常所需，

还能吸取自然精华，补充身体的损耗。

中医有"药食同源"的说法，

食物既有滋养身体的作用，

也有用来辅助预防和调理病症的作用。

1. 吃饭只吃七分饱

> 自从饥饿问题解决之后，人们不但每天三餐都吃得饱，而且各种美味食物应有尽有，不知不觉就摄入了过多的能量。从世界各地（除了贫困国家）高发的肥胖率可见一斑。

某年春节的时候，周老太太到中医院看病，刚见到老中医，她就打了个嗝，用手捂住嘴，一副很痛苦的样子，说自己的胃不太舒服。老中医问她最近有什么症状。她忙说自己最近不知道怎么回事，老是吃不下饭，还打嗝、滞胀、拉肚子。老中医为她诊了脉，问她是不是前几天饮食过多。她点了点头说前段时间每天都吃很饱，她那些孝顺的儿女不停地给她夹菜。老中医随后给她开了点健脾养胃的药，临走时叮嘱她从今天开始要三餐减少食量，零食也要少吃，坚持两天就可以了。

❋ 老人不宜多吃肉

其实每年过年的时候，出现消化不良的人并不在少数。我们中国人一到逢年过节，就会聚在一起大吃大喝，餐间还有各种点心，可以说是一天到晚嘴嚼个不停。一家老少坐在一起的时候，还往往是晚辈不停地给长辈夹菜，尤其爱夹肉给老人家吃，以示孝顺。

欢乐的气氛，加上各式美味佳肴，很容易多吃，而吃得最多的往往就是鱼类和肉类。要知道，鱼类和肉类富含脂肪和蛋白质，这两种营养素在胃中是最难排空的。

中医认为，多吃肥甘厚腻，容易

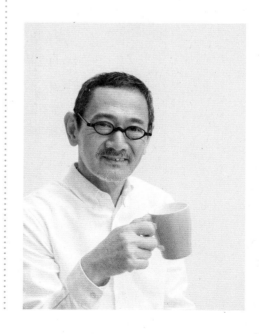

脾胃生湿热，造成呃逆、泛酸、胃胀、便溏等。因此，周大妈出现这种症状是情理之中的事。

❋ 这样吃饭才健康

有句古话说："已饥方食，未饱先止。"意思是说等到饥饿了之后再开始进食，吃的时候还没怎么饱就停止进食，即我们现在说的吃到七分饱。我国先秦时期出现了"辟谷养生"的概念，辟谷就是不食五谷杂粮，是通过吸收自然精华之气，而进行减肥、排毒、养生的系统养生方法。但这种方法需要专业人士来指导，才能杜绝安全隐患。不过可以说明的是，古人早就已经认识到了节制饮食的重要性，而我们现在很多人完全把这些古人留下的智慧远远抛在脑后，实在是一种悲哀。

相反的是，有部分比较有健康意识的人开始学习西方的轻断食理论，以达到排毒瘦身的目的。而经过一部分先行者的亲身实践，证明这种方法不但对瘦身和排毒确实有效果，而且能促进身体健康，延年益寿。

必须指出的是，断食必须在专业营养师的指导下进行，才不会出现安全问题。因为人每天都要消耗能量，要是断食不当，则会导致晕厥而危及生命。

凡事都有个度，面对美食也是如此。过度饮食不但容易导致肥胖、高血压、高脂血症等慢性病，还容易伤害脾胃。平时的饮食量可以根据具体的消耗量来确定，一般情况下只要吃到七八分饱就好了。

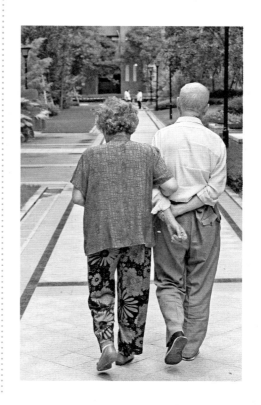

2. 进食时需顺应天时地利

『 早在二千多年前，孔子就提出了"不时，不食"，应时而食也一直是中医养生的重要原则之一。 』

最近这些年，雪花飘飘的冬天，北方人的餐桌上有了西红柿、黄瓜、西瓜这些本来夏天才能够生长的蔬菜水果；在城乡超市里，一年四季均可买到任何季节生长的"时令"鲜蔬，这就是反季节蔬菜。如此丰富的蔬菜、水果，说明人们的生活品质已经大大改善，但又让人隐隐感到不安。因为我们都知道，水果和蔬菜的生长、成熟都有它们固有的规律。

❋ 反季节蔬果不多食

冬天要吃上夏天的西红柿、黄瓜、西瓜，就必须要在严寒的冬天给植物们打造一个温暖的环境让它们来生长，这个环境就是蔬菜大棚。在大棚里种植蔬菜，由于长期生产同种植物，害虫们也经过了长期的"农药考验"，变得更有耐药性，所以需要更大量、药性更强的农药才能杀灭。可以说，大棚蔬菜，是在大量农药的"呵护"下成长起来的。

现在还有很多反季节蔬菜是无土栽培的，采用沙培或水培，主要靠调配的营养液支持植物生长。而植物不像人类，吃饱了就不吃了。泡在营养液里，它的根系会一直吸收营养，很有可能出现某种元素超标的情况。如营养液经常使用的氮肥，会造成硝酸盐含量过高，被植物吸收后会转化成亚硝酸盐，而亚硝酸盐是一种致癌物质。尤其是叶菜类蔬菜这种风险更大。

另一方面，为了节省开支，一些蔬菜大棚还在继续采用聚氯乙烯塑料薄膜而不是玻璃。聚氯乙烯塑料薄膜在日晒下，会分解出很多污染物，被土壤吸收后又被植物吸收，且这些污染物多是不能降解的。

有关专家认为，一棵果树从幼苗到成熟，最多会使用十几种激素，如细胞分裂素、生长素、生根素、抑制素、膨大素、催红素等。这些激素可以促进果实发育、生长和成熟，同时还具有增加果实产量的作用。据测定，反季节水果的营养价值比正常的低30%左右，口感也差很多，常会残留植物激素，对人体可能有潜在的不良影响。

因此，为了身体健康，应尽量选择应季蔬果。应季蔬果在自然环境中长熟，不用催熟剂，存储时也不用过多防腐剂，食用时相对放心一些。

需要提醒大家的是，尽管当季蔬菜风险较小，但也不排除为了增加产量或品相而使用激素、化学农药的可能。因此，选择有认证标志的有机蔬菜为上上之选。有机蔬菜不仅安全健

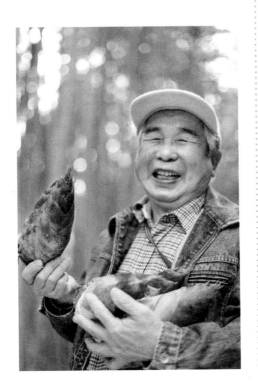

康，较普通蔬菜口感也更好一些。

✳ 怎样选水果

在选购水果时只要稍稍留心观察就会发现，自然成熟的水果，大多在表皮上能闻到一种果香味；催熟的水果不仅没有果香味，甚至还有异味，催得过熟的果子往往还能闻得出发酵气息。再有，催熟的水果有个明显特征，就是分量重。同一品种大小相同的水果，催熟的、注水的水果同自然成熟的水果相比要重很多，这是很容易就能识别出来的。

买蔬菜和水果，除了要考虑季节因素，还要考虑地域因素。有些蔬菜水果的生长环境有严格的地域限制，如荔枝和龙眼只生长在热带和亚热带地区，气候较寒冷地区则无法种植。买外地种植生产的蔬菜水果，一定是经过了长途运输过程。为了易于保存和运输，有些不法商贩会将成熟的水果蔬菜在防腐剂溶液中浸泡一下，或将尚未成熟的蔬菜水果采摘下来，运输到销售地再使用催化剂催熟。如市场上卖的香蕉中间是金黄色的，两头却还是绿色的，就可以断定是未成熟的香蕉经过乙烯催熟的。不管是防腐

剂还是催化剂，如使用不当，都会对人体健康产生安全隐患。

相反，当地出产的蔬菜和水果，更适应天气、土壤和环境，汲取当地的自然精华，对生活其中的人更具滋养作用。更重要的是，消费者购买当地的蔬菜水果，也可以不用担心运输和储存过程中的安全隐患。

因此，买蔬菜水果的时候尽量选择本地出产的，一来更新鲜，二来更安全卫生。提着菜篮子，准备去农贸市场、超市的家庭采购员们，让我们从今天开始，尽量选择应季蔬果，不时不食！

◎ 四时应季蔬菜表 ◎

季节	蔬菜品种
2~4月	韭菜、洋葱、花椰菜、甜豆、豌豆、芹菜、莴笋、荠菜、油菜、小白菜、鸡毛菜（即小白菜幼苗）、菠菜、莜麦菜、香椿、春笋、马兰头、苦苣、萝卜、胡萝卜等
5~7月	各种辣椒、菜椒、彩椒、丝瓜、苦瓜、毛豆、芦笋、茭白、洋葱、黄瓜、苋菜、茼蒿、西红柿、西葫芦、卷心菜、茄子等
8~10月	莲藕、各种辣椒、冬瓜、芸豆、扁豆、豇豆、南瓜、山药、土豆、白菜、姜芽、茄子、茴香等
11至翌年1月	卷心菜、大白菜、小白菜、洋葱、菜花、胡萝卜、萝卜、甜豆、芹菜、菠菜、芥菜、莴笋、雪里蕻等

◎ 四季常见水果表 ◎

果品	正常上市时间
草莓	每年5月中下旬
杏	每年5月下旬至7月中旬
桃子	每年6月中旬到10月初都有不同品种上市，但上市旺季在7月底至8月初
李子	大量上市时间在每年8月至9月
枣	大量上市时间在每年9月中下旬至10月上旬，包括冬枣
苹果	每年从7月中下旬至10月都有大量上市
梨	大量上市时间在每年9月底至10月初
西瓜	大量上市时间在每年7月至8月
橘子	每年从8月至11月都有不同品种上市，但上市旺季在每年9月至10月
橙子	大量上市时间在每年10月至11月
柚子	每年11月至翌年2月都有不同品种上市，但上市旺季在每年11至12月
香蕉	香蕉有春蕉、夏蕉、秋蕉之分，大量上市时间在每年10月至12月
菠萝	菠萝一年可分两季收获，冬春菠萝在每年4月至5月上市，这也是每年菠萝的供应旺季；夏季菠萝在7月左右上市
葡萄	大量上市时间在每年7月至8月
火龙果	火龙果树生长旺盛，产果期长达6个月，从每年5月到11月都有应季出产
香瓜	大量上市时间在每年7月至8月
杨梅	大量上市时间在每年5月至6月

3. 吃对食物才能保证健康

> 无论是为了维持生命的需要，还是满足我们味蕾对美食的喜爱，我们每天都要进食各种食物、饮料，并补充适量水分。每一种食物的营养成分、含量都不同，因而它们对身体的影响也大不一样。

要想吃出健康，我们不仅要认识每种食物的价值，也要注意食品安全，防止病从口入。

现在的各大超市里，摆满了各种包装精美的加工食品和颜色鲜艳的农副产品，很多人逛超市买食品的时候都会有种"选择困难"的感觉，很容易听从超市导购的推销。

吴大妈就是这样，她平时很喜欢跟大伙交流食疗养生。听说黄豆煲猪脚最滋补身体，她就连续一个月每天都会做一大碗黄豆煲猪脚，结果脸色确实红润了一些，但是身体胖了不少，还查出了高脂血症。又听说喝胡萝卜汁可以瘦身、美容养颜，她就买了台榨汁机，每天早中晚各一大杯胡萝卜汁，5天之后竟然发现自己的皮肤发黄，有一天比较寒冷的早上喝完胡萝卜汁还突然拉肚子。

用食物营养或者食疗来改善身体健康，虽然不像医生用药给病人治病那样慎重，但也是要讲究方法

的。"方法不对，等于白费"，吴大妈就是很典型的例子。黄豆煲猪脚富含胶原蛋白、各种矿物质和维生素，确实很滋补身体。但不足的是，它也含有很多饱和脂肪，长期、大量食用容易导致肥胖、高脂血症、动脉硬化等慢性病。胡萝卜汁含有丰富的胡萝卜素和维生素A，有抗氧化、维持皮肤上皮细胞正常功能和促进新陈代谢的作用，确实有美容养颜的效果。但是摄入过多的胡萝卜素超出肝脏的代谢能力，就会出现皮肤发黄。另外，胡萝卜汁含糖量高，且蔬果汁一般都属性寒凉，一次喝多了容易引起腹泻。

❋ 怎样才能吃出健康

为了从食物中获得健康，我们要先了解每一类食物的营养价值和性味，以及掌握选购、烹饪、储存食物时的安全知识是很有必要的。人体需

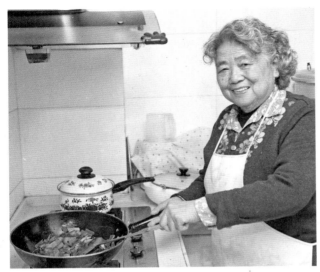

斤的娃娃长成100多斤的成年人，是因为吃了十多年的食物。可以说人体是由各种营养素按照复杂的规律构成的生命有机体，参与组成人体结构的营养素包括蛋白质、脂肪、糖类、矿物质和水。维生素不参与构成人体成分，但它们对人体的正常生理功能有不可或缺的作用。

要的营养素可以分为6大类，包括蛋白质、脂肪、糖类、矿物质、维生素和水。

✳ 三大营养元素

我们人体每天的体力活动和脑力活动都要消耗能量，消耗的能量依靠糖类、脂肪、蛋白质三大营养素提供。其中又以糖类所占的比例最大，也最为重要。如有些爱美的女士为了减肥，就餐的时候不吃米饭只吃菜，导致整天无精打采，这就是缺乏糖类的缘故。糖类主要从粮谷类和薯类制成的主食（如米饭、面条、包子、馒头、红薯等）中获得。

我们之所以能从刚出生时不到10

蛋白质是构成生命和生命活动的基础物质，每天一定要注意摄入足够的蛋白质，缺乏蛋白质会使皮肤失去光泽、肌肉萎缩、免疫力下降等。

脂类包括脂肪和类脂（包括磷脂和类固醇），摄入适当脂肪可以增加饱腹感、延缓饥饿、促进脂溶性维生素的吸收等。磷脂有降血脂和降血压的作用。

糖类包括单糖、双糖和多糖。摄入足够的糖类有利于肝脏发挥清热解毒功能。

膳食纤维是多糖的一种，人体无法吸收，但它对维护肠道的正常功能有重要作用，可以预防便秘和肠癌。

矿物质包括钙、磷、镁、钾、

钠、铁、锌、硒、铜等，是维护人体正常功能的重要物质。

维生素包括脂溶性维生素（维生素A、维生素D、维生素E、维生素K）和水溶性维生素（B族维生素和维生素C），有构成各种酶、抗氧化、促进矿物质的吸收和利用、参与造血等重要功能。维生素也是很容易缺乏的营养素，平时要注意补充。

水是维持生命的重要物质，没有水就没有生命。人体内几乎所有的代谢都是在水环境中进行的，营养物质和代谢废物都要溶于水才能运输到全身或排出体外。

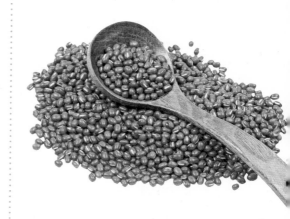

❋ 日常食物的营养

我们把食物分为粮谷类、豆类及豆制品、鱼肉蛋奶类、蔬菜水果类、坚果类、调料类等。

粮谷类即是我们一日三餐吃的主食，包括大米、面粉、玉米、高粱等，最主要的营养素是淀粉和少量的蛋白质，还含有一些矿物质和B族维生素等。

豆类包括大豆、绿豆、红豆、黑豆、蚕豆等，含有的主要营养素是蛋白质和糖类、脂肪，其中所含的蛋白质属于优质蛋白，对于人体食用有很高的营养价值，有"植物肉类"的美誉。豆类及其制品还含有丰富的矿物质和维生素。

鱼肉蛋奶都含有丰富的优质蛋白和脂肪，是身体虚弱者补充营养的首选食物。不过要注意的是，该类食物的胆固醇含量较高，有高血压、高脂血症、糖尿病等慢性病的人应当严格限制摄入。

蔬菜水果含有丰富的矿物质、维生素、膳食纤维和水分，是人体补充矿物质和维生素的主要食物，也是预防便秘的必要食物。

坚果类包括花生、核桃、板栗、葵花子等，含有各种对人体有益的脂类，也是矿物质和维生素的重要来源，尤其是维生素E。

调料类包括食盐、食用油、味精、酱油、食醋等。调料的主要作用是烹调时调节食物口味，增加食欲，还可以适当补充矿物质、氨基酸、脂肪等。

了解了各种营养素的作用和食物的营养成分，我们还要懂得怎样吃得安全。去超市采购食物的时候尽量买有"无公害食品""绿色食品""有机食品"标签的包装食品，这类食品的有害物质残留都是有严格限制标准

的。食物烹调方式尽量少用煎、炸、爆炒等高温烹调，多采用蒸、煮、焖、低温炒等烹调方式，以免产生太多有害物质（如致癌物等）。容易变质的食物要及时冰冻保存，或密封、避光、防潮等。

中医食疗理论在我们的日常生活中也是很有指导作用的。"药食同源"，食物和药物一样，也有各种性味之分。常见食物的性味详情请看第160页。

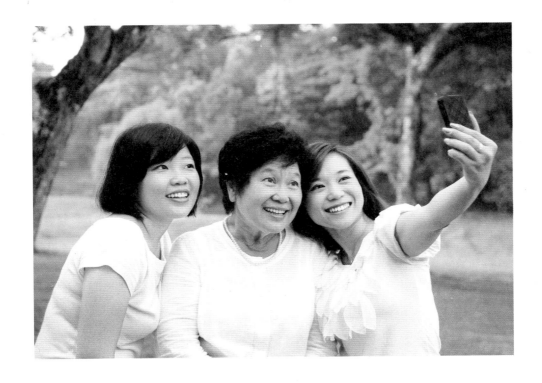

4. 膳食平衡可增强自愈力

> 我们都有这样的经验，皮肤不小心被划了一道小小的口子，流了一点儿血，只要用纸巾压住伤口一会儿，把血止住，不用打针吃药也不用敷药，过了两三天伤口就会自动愈合。这就是人体的自愈力。

曾经有个患者，跑步时不小心扭伤了脚踝，脚踝处立即发肿，马上去看了医生。医生见他脚踝发青，且肿胀异常，就给他做了系列检查，开了药，做了包扎，又嘱咐患者按时吃药，好好休息。患者回家之后老实按照医嘱吃药休息，第二天肿痛又消去了不少，第三天就能勉强下床行走了，又养了两个星期，肿胀的脚踝就基本恢复正常了。一个月后，就又能健健康康地慢跑了。

※ 人体的神奇之处

人体就是这么神奇，有的时候生病了不用药也可以自动恢复。如果营养充足，则恢复得更快。组成人体细胞的主要成分除了水，大部分是蛋白质。鸡肉富含蛋白质，而且氨基酸比例与人体氨基酸比例接近，属于优质蛋白，是很好的蛋白质补充品。

从中医食疗学观点看，鸡肉性平、温，味甘，入脾、胃经，有温中益气、补虚填精、健脾胃、活血脉、强筋骨的功效。家养土鸡其实是很好的滋补品，是农村里常用于身体虚弱人员的调养佳品。养鸡场出来的鸡肉是无法跟它相提并论的。

※ 人体的自愈系统

人体自愈系统包括应激系统、内分泌系统、抗氧化防御系统、免疫系统和修复系统等。当人体遭遇自由基、细菌、病毒等攻击时，相应的系统就会起作用"抵御敌人"，如果抵御能力不足，就会表现出各种症状。如感冒时发热，就是免疫力不足，身体要通过升高体温来帮助杀灭病菌。这是一种自我保护机制，也是自愈系统起作用的表现。其他常见症状，如咳嗽、呕吐、腹泻等都可以看作是身体在自愈时的努力，我们不应该过分干涉身体的这些反应，不然可能会越

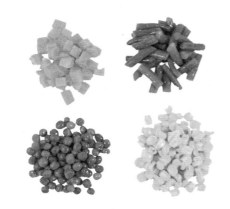

系，如补充蛋白质时氨基酸比例要跟人体组织蛋白质的氨基酸比例平衡才能有利于身体生长和修复、各种矿物质的摄入比例要平衡，这样才不会出现补充了这种矿物质而导致另一种矿物质流失的现象发生。

为了达到各种营养素的平衡摄入，从而发挥人体最大的自愈力，我们日常饮食中要做到食物多样，不挑食。需要补充营养素制剂的时候，尽量在专业营养师的指导下进行，以免出现偏补。

帮越忙，适得其反。

身体的自愈系统是很完善的。我们有小伤小病时，身体自己清楚怎么去修复它，修复的过程就是消耗营养物质的过程。修复伤口就像建房子，营养物质就如同砖和瓦、水泥沙浆，自愈系统就如同建筑工人。只要有足够的砖和瓦、水泥沙浆，建筑工人就能把房子建好。很多时候，我们只要给身体足够的营养物质，疾病就可以慢慢痊愈。

❋ 营养平衡更利健康

当然，需要注意的是，各种营养素的比例要恰当，才能有利于人体的吸收和利用。就像水泥拌沙子的时候，水泥、沙子和水三者的比例要合适，才能和出用于做房子的水泥沙浆。营养学中存在各种各样的平衡关

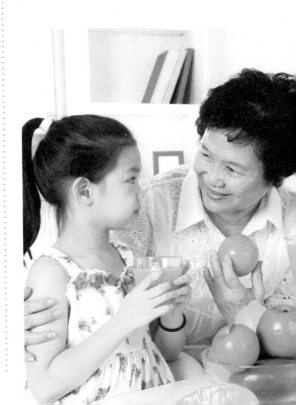

5. 老年人饮食宜清淡

> 饮食清淡最能养脾胃，不过饮食清淡不等于素食，完全素食会导致蛋白质和脂肪欠缺，容易影响身体健康，引发各种疾病。

所谓饮食清淡，是针对低盐、低脂、低糖、低胆固醇和低刺激等"五低"饮食而言。低盐即少食钠盐，因为钠盐过多会诱发高血压病；低脂即少食油脂，科学研究发现，过量的脂肪是导致肥胖、高血脂、冠心病和某些癌症的元凶；低糖即少食游离糖，因为它不含基本营养素，食糖过量也会影响人体健康；低胆固醇即少食含胆固醇高的动物食品，因为胆固醇过高会导致动脉硬化和心脑血管病等多种疾病；低刺激即少食辛辣食品。

✳ 过咸饮食

在这"五低"中，尤其要注意低盐，因为生活中很多人"口重"，嗜食咸味。

中医认为，咸能走血，助长火邪，消散肾水真阴。《脾胃论·脾胃将理法》中提到，脾胃"忌大咸，助火邪而泻肾水真阴"。我们在冬天里适当吃一些咸味食物，可调节肾脏功能，使之阴阳平衡、不虚不实。但如果吃得多了，就会出现肾阳不足、阴阳失调的情况。众所周知，脾阳是依靠肾阳的温养作用才能主运化的，如果肾阳不足，就会使脾阳虚弱、运化失常。这也是五更泄、食谷不化等病症出现的原因。

✳ 嗜辣饮食

生活中很多人嗜辣，喜欢吃各种辛辣食物，如麻辣火锅、四川麻辣烫等，这些辛辣食物会对胃黏膜造成损害，刺激胃壁，引起胃酸与胀气。同时，进食大量辣椒还易引起胃黏膜出血糜烂，很容易转化成急性胃炎，长期下去还会诱发癌变。

✳ 多糖饮食

脾主甘味，故而当脾气虚、脾经弱时，中医师会建议大家适当多吃点儿甘味食物来补益脾胃。适当吃甘味食物可养脾，但是过食则会伤脾。甘味食物吃得太多，最容易出现的问题就是"脾瘅"。什么是"脾瘅"？"瘅"在这里有"热"之意，脾瘅即脾热，也就是说吃多了甘美的食物，容易壅滞脾气，使脾气日久郁而化热。这种脾热，最早是灼伤胃阴出现"三多一少（多食、多饮、多尿，体重减轻）"的症状，再往前发展就是糖尿病了。

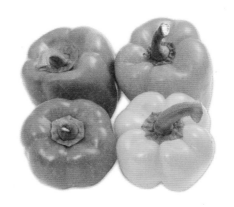

❋ 喜酸饮食

如果吃多了酸味食物，也会伤脾。脾主肌肉，其华在唇，酸味的东西吃得过多就会使皮肤角质变厚，嘴唇也会失去光泽。同时，大量进食酸味食物，还会导致胃酸分泌过多，伤及胃、十二指肠黏膜，造成胃溃疡或十二指肠溃疡等疾病。

❋ 爱吃苦

《黄帝内经》中说："多食苦，则皮槁而毛拔。"过量食用苦味食物，会伤及心肺和脾胃功能，导致皮肤失去光泽，毛发变得容易脱落，人也更容易感冒、咳嗽、咳痰。

养脾胃的食物应以清淡为宜，太咸、太甜、太辣、太酸、太苦的食物都不受脾胃的喜欢。在遵循这些原则的基础上，大家也要遵循荤素结合、酸碱平衡的原则，做到多蔬菜、多水果、少油腻、少厚重，达到营养的最佳状态。

❋ 老年人要注意饮食

老年人是便秘的高发群体，因为老年人的胃肠道功能减退、胃肠蠕动变缓慢。另外，老年人阳气虚弱，体质偏阴，加上牙齿脱落，不喜欢吃寒凉的蔬菜水果，喜欢吃温热的肉食。因此，吃进去的食物含有的膳食纤维偏少，这样就大大增加了便秘的风险。总的来说，老年人应该转变饮食习惯，树立正确的饮食观念，日常主食要粗细搭配，适当食用谷类食物和蔬菜，这样才能有利于健康，减少患病风险。谷类食物主要营养成分是淀粉和一些蛋白质以及丰富的矿物质和B族维生素、维生素E，是人体补充B族维生素的重要食物。

老年人虽然牙齿不好，也要特别注意蔬菜水果的摄入。蔬菜富含膳食纤维，膳食纤维不仅有增加饱腹感的作用，还可以促进胃肠蠕动、清洁肠道、吸水膨胀增加粪便的体积、预防便秘。

另外，蔬菜中的很多矿物质和维生素都有很强的抗氧化、抗癌功效，日常生活中可以用搅拌机将蔬菜、水果打成浆喝，或用榨汁机榨汁喝。

我们可以一天不吃肉，但不可一天不吃粗粮或蔬菜，因为粗粮和蔬菜中含有一些肉类中没有的维生素和膳食纤维。粗粮和蔬菜都是我们日常食物的重要成员，为了晚年的健康，老年人需要适当的摄入，以维持营养均衡，从而健康长寿、活到天年。

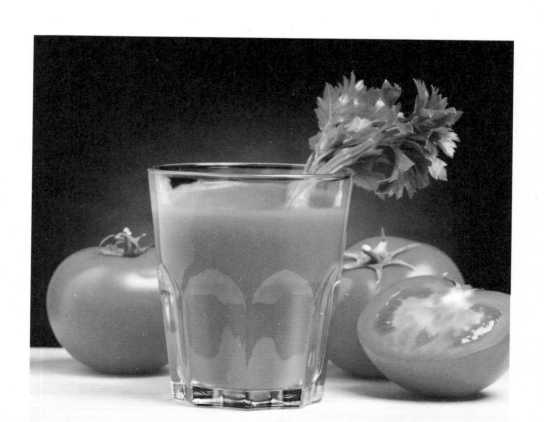

6. 想吃什么就补充什么

『 　　所有的动物都有满足自己生理需要的本能，如饿的时候肚子会发出"咕噜"的声音，口中的唾液分泌会增加，这时就想会去找吃的。人也是一样的。 』

　　然而，人体完善的自我保护功能并不限于此。当人体缺乏某种营养素的时候，往往会对富含该种营养素的食物表现出强烈的欲望。

✳ 缺什么就补什么

　　孙大爷年近古稀，自从退休后一直都尽量保持素食，但最近一段时间，孙大爷告诉儿女们买点鱼，但他的子女们认为吃鱼不安全，所以一直没有付诸行动。这样过了两个礼拜，孙大爷突然就发火了，他的子女们不理解为什么父亲偏偏就要吃鱼，来到医院咨询。医院通过对孙大爷的饮食结构进行调查，发现这是由于孙大爷平日里蛋白质摄入量不足导致的。蛋白质是人体保持活动的三大基本营养素之一。

　　身体缺什么，就特别想吃什么。

　　举个最简单的例子，人体缺水的时候，一般会感到口渴，就特别想要喝水，或者想吃瓜果，因为瓜果含水量较多。

　　从中医角度看也是一样的道理，阳虚的人到了冬天容易形寒肢冷，这时就会想吃温热的食物，如喝姜汤、吃羊肉、吃辣椒等。阳虚的人体内缺乏阳气，而姜、羊肉、辣椒等辛温食物有很好的补阳作用。

✳ 怎么来补充营养

　　食物养生和调理疾病的原理是差不多的，都是在身体缺乏某种营养的时候，及时补充相应的食物就好了。中医治病和养生也是相同的，没有疾病的人，但体质阴阳有偏颇，可根据"寒则温之，热则凉之"的原理调整饮食，达到阴阳平和。

7. 养生的第一要义：喝水

> 我们每天都要喝水，水不仅是构成人体的重要部分，还参与体内的所有生化反应、营养物质和代谢产物以及毒素的运输、体温的调节、润滑肠道、预防便秘等。足可见饮水是否科学，与健康息息相关。饮水是第一养生法。

人体中，水的含量约占65%，可以说人就是水做的。中医认为水能补阴、养阴，是滋阴生津的第一天然食材，并将喝水视为人的第一养生法。喝水看似是件平常的事，而要把水喝对，却又不那么简单。

❋ 怎样喝水才养生

我们生活中常常会听到一些"健康专家"说每天要多喝水，生病了去医院看病，医生也常说要多喝水。但若是喝水过多，也容易出现问题。

冬天，48岁的赵大姐来到中医院看病，她看见老中医就说自己老是泛酸。老中医见她随手提着一个大水瓶，就问她每天喝多少瓶水。她告诉老中医自己因为前段时间头晕去医院检查，医生说她血压有点偏高，就给她开了些降压药，还特意交代她要多喝水，所以她喝水可勤了，大概半小时就会喝一大口下去。老中医又问她出现泛酸这一症状多久了。赵大姐回答说差不多半个月了。

老中医给她望舌、把脉，发现她体内偏寒。于是告诉她，她这病应该就是喝太多水造成的。高血压是要注意多喝水，但是也不能过度。要根据实际情况，一般每天喝水量限制在1200～2000毫升就可以了。现在是冬天，出汗少，可以相应减少一些，建议喝1200毫升。尤其要注意的一点

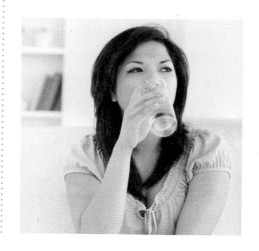

是，餐后不能立即大量喝水。建议餐后一个半小时之后再开始喝水，不然会稀释胃液，导致消化不良、泛酸。

❋ 晨起第一杯水

晨起之后第一杯水很重要，但不能喝过多，体质较弱的儿童及老人可以喝半杯（约100毫升）水，成年人则可喝一杯。喝凉水容易伤脾阳，建议喝温水。

喝水的量除了要考虑中国居民膳食指南的推荐摄入量，最主要的还是要考虑自己身体的需求。人的年龄、体质、气候及所处地理位置都会影响对水的需求，比如冬季寒冷，人体所需的水自然少些；夏季炎热，人需要多喝水。喝水的量也要因人而异，健康人可通过是否有口干舌燥、大便燥结、尿色深黄等信号来判断。比如，正常的尿液颜色应该是淡黄色，如果颜色太深就应该补充水分，若颜色很浅就说明可能水喝多了。

❋ 适合喝水的时段

一天当中有4个最佳喝水时段。早晨起床后喝一杯水，可起到通便、润肠的作用；午睡后，身体消耗了午餐摄入的高能量，易倦怠，在13:00～15:00之间喝一杯水（最好是绿茶），可起到防止犯困、降血脂的作用；晚饭前喝一杯水，可以冲刷人体的生理马桶——清洗膀胱、排肾毒，还可预防胆结石、肾结石等疾病；晚上睡觉前1小时喝一杯水可以养阴，防血稠。这是每天最佳的喝水时段，其余可按需补充。

8. 饮食补钙手脚灵活

> 　　缺钙是什么感觉？我还记得我读初中的时候，上体育课的时候小腿抽筋，晚上睡着了伸一下腿也容易抽筋而被痛醒。相信很多人小时候都有类似的经历，缺钙在中国是很普遍的现象。这跟我们的饮食结构有很大的关系。

　　奶和奶制品是补钙的最理想食物，其次是豆类和豆制品、绿叶蔬菜。奶和奶制品在我们中国的饮食结构中占的比例很小，有些人甚至从来不吃。而豆类和豆制品、绿叶蔬菜也可能吃得比较少，有钱就喜欢买肉吃，或者买加工的零食吃。这就导致了中国人钙的摄入普遍不足。最容易缺钙的人群包括孕妇、乳母、婴幼儿、儿童、青少年和老年人。钙是人体内含量最高的矿物质，是构成人体骨骼支架的重要成分。所以缺钙容易导致骨骼变形，如婴幼儿佝偻病。老年人缺钙则骨骼变脆，容易导致骨折。钙还有维持神经和肌肉的正常兴奋性的作用。青春期缺钙容易造成小腿抽筋就是这个原因。

　　由于大部分人缺乏科学的养生知识，人们很容易受各种广告的影响，说起补钙就觉得应该吃钙片或补钙口服液。老张就是这样，当时他的儿子读初三，正是生长发育的关键时期，但是发育迟缓，在同班同学中是长得最矮小的，搞得他很着急。后来他听说这可能是缺钙，于是就跑到保健品店里买了电视广告常播的某种补钙口服液。儿子吃了一段时间，果然身高见长一些，老张大喜，又买了很多，让儿子服用加倍的剂量。可惜不幸的事发生了，快要吃完的时候，他儿子出现了不明原因的下腹部疼痛，持续好几天，有一次还出现红色小便。到医院一查，发现是尿路结石。究其原因，都是过量补钙惹的祸。

❈ 如何科学补钙

　　其实最安全、有效的补钙方式是我们每天吃的食物。其中奶和奶制品是人体钙的理想来源，不但含钙高，而且容易吸收。因为奶中含有大量的乳糖，乳糖有促进钙吸收的作用。此

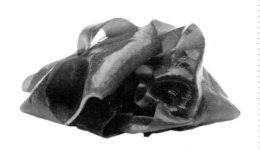

外，豆类及豆制品、绿色蔬菜、海产品的含钙量也很高，是人体钙的主要来源。

✳ 补钙需注意的问题

需要注意的是，食物中有些物质可以促进钙的吸收，有些则会抑制钙的吸收。促进钙吸收的物质除了上面提到的乳糖，还有维生素D、有机酸等。维生素D主要来源于动物肝脏、海产品、蛋黄、奶酪等食物，不过有一种更简单的方式获得，那就是晒太阳，皮肤经过紫外线的照射可以自行合成维生素D。但要注意的是，紫外线无法透过玻璃，因此晒太阳不要隔着玻璃。维生素D在体内可以储存，如通过吃含维生素D的药品或保健品补充维生素D，注意不要过量，最好在医生或营养专家的指导下服用。

很多酸性食物都含有有机酸，如苹果含有苹果酸，食醋含有醋酸。适当吃一些都可以促进钙的吸收。

抑制钙吸收的物质包括过量的脂肪、草酸以及过量的镁、铁、锌等矿物质补充剂。肉类中含有较多的脂肪，因此吃肉较多的人容易缺钙。竹笋、菠菜、韭菜等含有较多的草酸，由于草酸极易溶于水，因此烹调这类食物的时候可以先将这些食材用开水焯一下再做其他加工，便可以去掉其中的草酸。若通过吃药或营养补充剂补充矿物质铁、锌、镁等，一定不要过量。另外，尽量选择复合矿物质补充剂，防止因各种营养素不平衡而导致钙的流失。

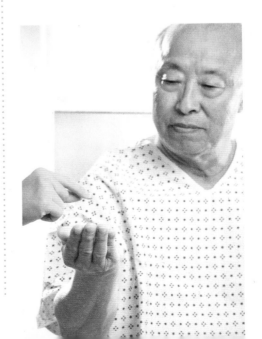

9. 养成良好的饮食习惯

最近几年，虽然大家都在倡导厉行节约的优良作风，但是隔餐的剩菜和剩汤经过细菌的滋生和发酵会产生很多有害物质，对人体健康是非常不利的。所以，厉行节约也要讲方法，养成良好的饮食习惯更重要。

20世纪五六十年代出生的这代人，经历了三年自然灾害，受过冻，挨过饿，虽然现在日子过好了，不愁吃穿，但节俭的优良生活作风却保持得非常好，舍不得浪费一粒米、一棵菜。最近这两年倡议"光盘行动"，这些老年人坚持了多年的好习惯，无意间还赶了一把潮流。

节约、不浪费是中华民族的传统美德，是非常值得传承的优秀品质。不过，可不能把自己当成家里厨余的"清洁员"！

前面说过，晚餐吃得过多对身体不好，其实对老年人的而言，任何一顿勉强自己吃下过多的食物，都是对身体的伤害。如果吃的还是上一顿剩下的，甚至是昨天、前天剩下的，危害就更大了。

据科学测定，炒熟后的菜里有油、盐，隔了一夜，菜里的维生素都氧化了，使得亚硝酸含量大幅度增高，进入胃后变成亚硝酸盐，亚硝酸盐虽然不是直接致癌的物质，但却是健康的一大隐患。亚硝酸盐进入胃之后，在具备特定条件后会生成一种称为NC（N—亚硝基化合物）的物质，它是诱发胃癌的危险因素之一。天气热的时候，隔夜的饭菜受到细菌污染，且细菌会大量繁殖，很容易引发胃肠炎，食物中毒。许多病菌在低温下照样繁殖，例如耶尔氏菌、李斯特菌等在4~6℃的冷藏柜里照样"生儿育女"。

而一些高蛋白、高脂肪的剩菜，更是吃不得。空气中的有害细菌会在2个小时内附着在剩菜上开始繁殖，蛋白质和脂肪在细菌的作用下，大部分都会产生有害物质，这些物质对人体都是有害的。

另外，超过4小时的淀粉类食品，即使在没有变味的情况下食用也可能引起不良反应。

所以，请家里的大厨们在做菜的时候，最好是"量人煮饭，量人做菜"，吃多少做多少。如果一定准备多做一些菜第二天热着吃的话，应尽量少做茎叶类蔬菜，而选择一些瓜果类蔬菜。

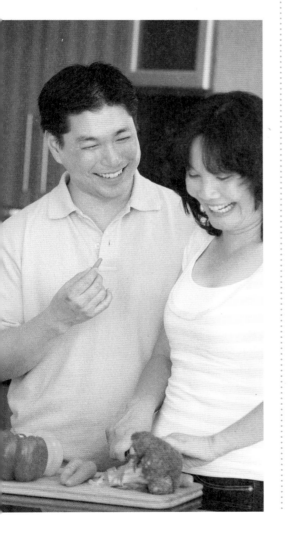

✳ 怎样处理剩菜

实在是因为特殊原因剩下的汤菜、炖菜和炒菜等，必须先烧开或再次加热，装在有盖的容器中，等变凉后再放入冰箱中冷藏；吃时还要烧开、热透。剩下的拌菜，酱、卤肉类应立即放入冰箱冷藏或冷冻，下次吃时一定要回锅加热，或者改为汤菜、炖菜。最容易引起胃肠道疾病的是水产品，再次食用时更要注意彻底加热。

✳ 怎样处理剩饭

保存剩饭，应将剩饭松散开，放在通风、阴凉和干净的地方，避免污染。等剩饭温度降至室温时，再放入冰箱冷藏。不要用热水或菜汤泡剩饭，也不能把剩饭倒在新饭中，以免加热不彻底。或者在煮饭时，把剩饭与生米一起下锅以彻底加热。

一般剩饭剩菜的保存时间，以不隔餐为宜，早剩午吃，午剩晚吃，尽量在5～6小时以内解决。有现做的饭菜，应先吃现做的，现做的不够再吃上一顿剩下的，免得吃了剩下的，现做的又成了剩下的，结果恶性循环，永远在吃剩饭剩菜。

10. 常喝四季营养汤

『 汤是一种营养丰富的食物，如广东人就有煲汤喝的习惯。喝汤不仅可以补充大量的水分，还可以补充溶于其中的营养物质，如肉汤中的氨基酸，海带汤中的钾、碘等矿物质。汤的特点是各种营养物质溶于水中，味道鲜美、易于人体吸收。 』

一年四季都可以通过喝各种营养汤的方式养生。春季主生发，与肝相应，要多选择可以疏肝理气的食材，如猪肝、杜仲、决明子等。夏季主长，与心相应，要多选择补心安神或清心火的食材，如龙眼、灵芝、冬瓜、莲子、猪心等。秋季主收，与肺相应，应该多选择润肺、润燥、益肺的食材，如梨、银耳、罗汉果等。冬季主藏，与肾相应，应该要多选择补肾的食材，如山药、羊肉、狗肉、枸杞等。

❋ 春季营养汤

白果玉竹猪肝汤

功效： 此汤有护肝肾、敛肺气、止带浊的功效，对干咳、肺痨、遗精等有食疗作用。

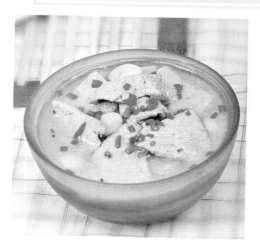

原料： 白果100克，玉竹10克，猪肝200克，味精、盐、香油、高汤各适量

做法：

①将猪肝洗净切片；白果、玉竹分别清洗干净备用。

②净锅上火倒入高汤，下入猪肝、白果、玉竹，调入盐、味精烧沸。

③淋入香油即可装盘食用。

❋ 夏季营养汤

冬瓜薏米鸭汤

功效： 本品具有清热止渴、美容明目、滋阴补虚、利尿消肿的功效。

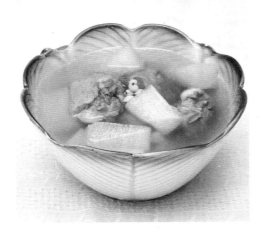

原料： 薏米20克，枸杞10克，鸭肉500克，冬瓜200克，盐、蒜片、米酒、高汤、食用油各适量

做法：

①将鸭肉、冬瓜洗净，冬瓜去皮切块，鸭肉也切快；薏米洗净、泡发。

②锅中倒油烧热，爆香蒜片，放入鸭肉翻炒，加适量盐，再加入米酒和高汤。

③煮开后放入薏米、枸杞，旺火煮1小时，下入冬瓜，转入小火续煮至熟即可。

决明肝苋汤

功效： 此汤有保肝护肝、清热明目、润肠通便的功效。

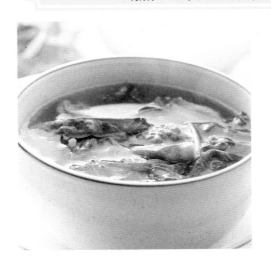

原料： 决明子15克，鸡肝2副，苋菜250克，盐适量

做法：

①苋菜剥取嫩叶和嫩梗，洗净，沥干；鸡肝洗净，切片，汆去血水后捞起。

②决明子装入纱布袋扎紧，放入煮锅中，加水1200毫升熬成药汁，捞出药袋丢弃。

③加入苋菜，煮沸后下鸡肝片，再煮沸一次，加盐调味即可。

❋ 秋季营养汤

党参排骨汤

功效： 本品可补中益气、健脾益肺，改善气血不足、劳倦乏力等症。

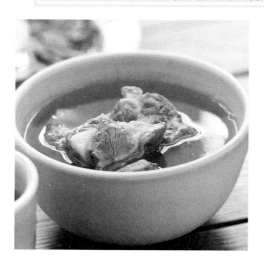

原料： 党参、羌活、独活、川芎、前胡、柴胡、茯苓、甘草、枳壳各适量，排骨250克，盐适量

做法：

①将所有药材洗净，用纱布袋包好放入锅中，加1200毫升清水熬汁，熬至约剩600毫升，去渣取药汁。

②排骨斩件，氽烫，捞起冲净，加入熬好的药汁，再加水至盖过材料，大火煮开。

③转小火炖约30分钟，加盐调味即可。

雪梨银耳百合汤

功效： 百合有润肺止咳、清心安神的功效，对肺热久嗽、虚烦惊悸有食疗功效。

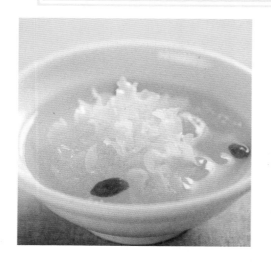

原料： 银耳、百合各50克，枸杞适量，雪梨1个，冰糖适量

做法：

①雪梨洗净，去皮、去核，切小块备用。

②银耳提前半小时泡发，洗净撕成小朵；百合、枸杞洗净待用。

③锅中倒入清水，放银耳，大火烧开，转小火将银耳炖烂，放入百合、枸杞、雪梨、冰糖，炖至梨熟即可。

❈ 冬季营养汤

杜仲羊肉萝卜汤

功效：本品有补肝肾、强筋骨、安胎的食疗作用。

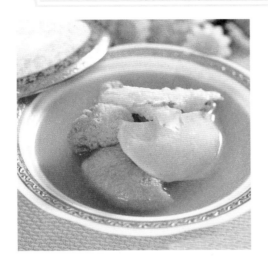

原料：杜仲15克，羊肉200克，白萝卜50克，羊骨汤400毫升，盐、味精、料酒、胡椒粉、姜片、辣椒油各适量

做法：

①羊肉洗净切块，氽去血水；白萝卜清洗干净，切块；

②将杜仲同羊肉、羊骨汤、白萝卜、料酒、胡椒粉、姜片一起下锅，加水烧沸后转小火炖1小时，加调料调味即可。

金针海参鸡汤

功效：本品能补肾益精、养血润燥，对精血亏损、阳痿等症有食疗功效。

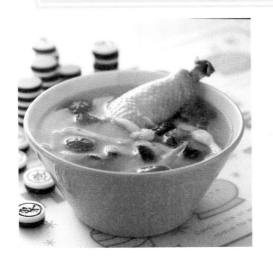

原料：海参200克，黄芪15克，当归10克，枸杞15克，干金针10克，鸡腿1个，盐3克

做法：

①将当归、黄芪、枸杞洗净，用纱布袋包起，加水熬取汤汁备用；干金针洗净，泡软。

②海参治净切小块；鸡腿洗净切块；将海参、鸡腿分别用热水氽烫，捞起。

③将干金针、海参、鸡腿一起放入锅中，加入药材汤汁、盐，煮至熟即可。

11. 四大固元膏治未病

『中药有丸、散、膏、丹、酒、露、汤、锭八种剂型，其中膏即
"膏方"，也称"膏剂"。膏方一般由20味左右的中药组成，既可以
滋补身体，又可以调理疾病，是一种较好的进补方式。』

膏方中又以固元膏最为出名。因为固元膏可以滋养心肾、活血温阳、滋阴润燥，且制作方便，所以深受大众喜爱。

固元膏又叫"阿胶糕"，常食可以养血润肤，令头发乌黑，适合女性、体弱怕冷者、失眠者、肾亏者和中老年人等食用。

❋ 固元膏的作用

酒是很好的溶剂，用酒浸泡药材可以轻易地将药材里面的各种有效成分溶出，制作成饮品，使之成为药酒，从而被人体吸收和利用。而膏方是用黄酒和其他滋补药材倒在锅里熬煮而成的滋补佳品，这些药材的各种有效成分就可以很好地融合在一起，并且最大化地利用这些药材的价值，对身体的滋补作用也会因此而大大加强，对人体非常有效。

市场上也有可现吃的膏方卖，和药酒比起来，膏方有易于包装和携带方便的优势，是居家旅行滋补身体的不错选择。

❋ 女性养颜固元膏

配料：

阿胶250克、黑芝麻150克、核桃仁200克、黄酒250毫升、冰糖200克、红枣肉100克

步骤：

①阿胶和冰糖敲碎打成粉末。锅内加入黄酒，煮沸后将阿胶和冰糖粉末倒入锅内搅拌均匀。

②将去核红枣放入锅内煮30分钟，把阿胶充分煮进红枣里。

③把核桃仁、黑芝麻倒进阿胶锅内搅拌均匀，把锅内的食材盛在一个内壁抹了香油的容器里压实。

④自然晾干后，即可切片食用。

❋ 温阳健体固元膏

配料：

阿胶250克、黑芝麻150克、核桃仁200克、黄酒250毫升、冰糖200克、胡椒粉30克

步骤：

①将阿胶和冰糖敲碎打成粉末。

②锅内加黄酒，加热，黄酒煮沸后将阿胶和冰糖粉末倒入锅内搅拌均匀，煮沸30分钟。

③把核桃仁、黑芝麻、胡椒粉倒进阿胶锅内搅拌均匀。

④把锅内的食材盛在一个内壁抹了香油的容器里压实。

⑤自然晾干后（大约10小时完全干透），即可切片食用。

❋ 安神助眠固元膏

配料：

阿胶250克、黑芝麻150克、核桃仁200克、黄酒250毫升、冰糖200克、桂圆肉200克

步骤：

①将阿胶和冰糖敲碎打成粉末。

②锅内加黄酒，加热，黄酒煮沸后将阿胶和冰糖粉末倒入锅内并搅拌均匀。

③将去核桂圆放入锅内煮30分钟，把阿胶充分煮进桂圆里。

④把核桃仁、黑芝麻倒进阿胶锅内搅拌均匀。

⑤把锅内的食材盛在一个内壁抹了香油的容器里压实。

⑥自然晾干后（大约10小时完全干透），即可切片食用。

❋ 补肾益寿固元膏

配料：

阿胶250克、黑芝麻150克、核桃仁200克、黄酒250毫升、冰糖200克、枸杞100克

步骤：

①将阿胶和冰糖敲碎打成粉末，装碗备用。

②锅内加黄酒加热，待黄酒煮沸后将阿胶和冰糖粉末倒入锅内并搅拌均匀。

③将枸杞放入锅内煮30分钟，把阿胶充分煮进枸杞里，枸杞煮得饱满呈圆形时即可。

④把核桃仁、黑芝麻倒进阿胶锅内搅拌均匀。

⑤把锅内的食材盛在一个内壁抹了香油的容器里压实。

⑥自然晾干后（大约10小时完全干透），即可切片食用。

Part 03
祛湿邪扶正气

湿邪是中医理论"六邪"之一，
是最难以祛除的外邪病因。
一旦体内有湿气，
就会引发和恶化多种疾病。
几乎每个人都有可能外感或内生湿邪，
生活中常见的痤疮、慢性咽炎、
某些男科疾病和妇科疾病，
都是因为湿热造成的。
祛湿邪扶正气，
是防病治病的第一要务。

1. 多动少坐排湿热

> 我们现代人的工作和生活大部分是坐着进行的，上班时在电脑前面坐着，出门时在车上坐着，家里在电视前面坐着……

我们都有这样的经验，坐久了会感觉屁股和凳子之间热热的，甚至还带着点湿汗。这是静坐导致湿热的一个现象。

❋ 久坐会导致湿热

经常有做IT工作的小伙子来老中医这就诊，其中很多都是来治疗慢性前列腺炎的。前几天就有个姓陈的软件工程师去中医院调理这个病。他跟老中医说自己被确诊为慢性前列腺炎已经有半年了，老是尿急，到泌尿外科开药吃了也将近半年，基本上没怎么好转。老中医给他把了下脉，然后告诉他，他的体内湿热比较重，要根治疾病先要除湿热。鉴于他的工作容易久坐，老中医嘱咐他这个习惯要改正，连续坐了1个小时就要起来走动一下，有时间要多运动排汗。他回去后遵从老中医的嘱咐，每隔1个小时就起身散散步，每天还坚持夜跑1个小时，如此坚持了两个月，他自觉前列腺炎

得到了很大的缓解，也没有再出现过尿急的症状了。

前列腺炎在中医中属于淋症，"湿热下注"是重要的发病原因。一方面，久坐不动会引起臀部产生的热量和汗液散发不出去，从而产生湿热侵袭下体（下焦）。另一方面，久坐造成气血运行不畅，也是导致体内湿热难以排出体外的重要原因。

❋ 运动除湿热

要排出体内湿热很简单有效的一种方法就是运动出汗。在中医看来，水湿是体内水液代谢失常的产物，处于津液和血液之中，可随气血运行。津液和血液不但同源，还可以互化互渗。汗液是体内津液通过阳气的蒸腾汽化，从皮肤汗孔（玄府）排出的液体。运动能促进气血运行和阳气的蒸腾汽化，即增加排汗，排出水湿。

喜欢跑步的人都知道，夏天的时候，如果好几天没运动会感觉闷热、

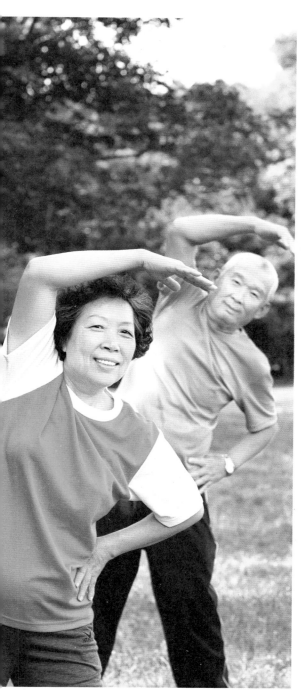

全身沉重，甚至酸痛，这就是体内湿热的表现；跑完步出一身汗，会感觉如释重负，痛快了很多，这就是排汗除湿清热的效果。除此之外，运动出汗也可以起到排毒的效果，所以喜欢运动的人往往体质和皮肤也较不爱运动的人好一些，就是这个原因。因此，建议大家通过定期运动来帮助清热除湿。

运动也要讲究科学的方法，只要能帮助排汗的运动都可以选择，如慢跑、爬山，都可以起到排出湿热的作用。

❋ 运动也要适度

一般一周运动2～3次，每次持续0.5～1小时；运动完之后不能立刻喝水、洗澡、吹冷气，应当等汗排干、心跳恢复和缓之后再喝水或洗澡，如衣服被汗湿则不能继续穿在身上，要换上干燥的衣服，不然湿气容易再次入侵人体。有慢性疾病的人或45岁以上的人应当相对正常年轻人减少运动频率、强度和持续的时间。

2. 湿热伤身的七大信号

> 现在人们的生活水平提高了，对吃的要求不但是吃得饱，更多的是要味道美。因此不惜吃很多的肥甘厚腻来满足自己的胃口。

❋ 不良习惯造成湿热

不幸的是，这种不良习惯会造成湿热体质，如不及时清热除湿，最终可能会患上肥胖、高血压、高脂血症、糖尿病等各种慢性病。

不管是高血压还是糖尿病，这些难治的病之所以叫"慢性病"，是因为它们不是突然就降临在某个人身上，而是长期的湿热积累造成的。除此之外，我们日常生活中还有很多症状较轻的湿热现象。

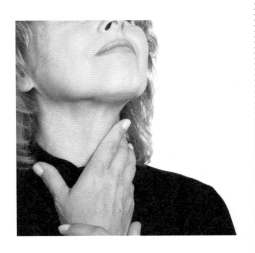

❋ 治病先除湿

前段时间有个31岁的男青年来中医院就诊，刚坐下他就告诉医生，他脸上的痤疮吃了好几年的药都没好。老中医给他检查了一番，发现他的脸上很油腻，长了很多大大小小的粉刺和痤疮；头发杂乱而油腻；说话时能闻到难闻的口气；舌苔薄腻而黄。于是老中医跟他说他这是典型的湿热导致的痤疮，只治疗痤疮是不行的，要先除湿。随即给他开了药，花了两个月除了湿气之后开始治疗，三个月后，他脸上的痤疮逐渐不见了。

只有早预防、早发现、早调理，方能远离各种慢性病。如何早发现，如何知道自己体内有没有湿热？下面医生总结了湿热伤身的7大信号，从中，你可以轻松地判断自己是否含有湿热。如果你对应的症状越多，就说明你的湿热越严重，应该及时地调理身体了。

✳ 湿热伤身的7大信号

1 起床的时候感觉身体很沉重，像是穿着湿漉漉的衣服，这是典型的湿热症状。

2 每天排大便的次数虽然正常（1~2次），但是溏泄、不成形，而且更重要的是黏腻，粘在马桶上很难用水冲洗干净。这是很明显的湿热症状。

3 小便短赤，浑浊。大家可能都听过"湿热下注"一词，因此湿热常常下注于二阴，导致大小便不正常。

4 手掌放到自己嘴边哈气，感觉气体的温度和湿度，同时闻一闻气味。如果哈出的气体有温热和湿润的感觉，那可以诊断你体内是有湿热的；如果气味还比较难闻，则说明脾胃是湿热的。

5 看完舌头再看眼睛。中医认为，五脏六腑之精气皆注于目。如眼睛分泌较多的目眵，表明脏腑有湿热；如果出现上眼皮水肿，则说明脾湿。

6 看完眼睛再看皮肤颜色以及是否长痘、疹、疮之类的。皮肤是五脏六腑的镜子，根据皮肤的情况可以反映脏腑的健康状况。如皮肤发黄，中医认为是湿热熏蒸，脾胃运行水分不畅；如皮肤容易出油、长痘痘，也是湿热的表现。

7 打扮照镜子的时候不妨伸出舌头看看，体内有湿热的人往往舌边发红，舌苔黏腻、发黄。

3. 烟酒过度则湿邪侵体

> 抽烟喝酒对于有些人来说,就像一日三餐一样不可或缺。烟酒给他们带来享受的同时,也造成了他们的湿热体质,进而引起各种难以治愈的慢性病。

某一年冬天,有位男性患者小张来中医院就诊,他长得虚胖,一身的赘肉,说话时呼出的气体还带着一股烟味。他说他的喉咙不适好几个月了都没好。老中医跟他说大部分慢性咽炎的人到了冬天都会有很大的好转,而他却还是不舒服。老中医又说,应该与他喜欢抽烟和喝酒有关,建议他暂停抽烟喝酒。小张点点头。

小张喉咙痛迁延难愈,是因为抽烟喝酒让身体产生了湿热。湿有黏滞的特性,表现为病程延长,频繁复发,难以痊愈。湿热停留于喉咙,造成喉咙痛老是好不了。

✳ 烟酒过度造成湿热

从中医角度看,"肺主气、司呼吸,通调水道,朝百脉。"因此,当抽烟损伤了肺之后,全身的水液输布障碍,多余的汗、尿不能正常排泄,就会在体内聚积,形成体湿。加上香烟燃烧的热气也被身体吸收,进而导致湿热。

✳ 酒的不良反应

长期或大量喝酒也可形成湿热体质。酒从喉咙咽下去的时候,喉咙会有种辣辣的感觉。酒的浓度越高,辣味越重。足可见酒的热性有多强。喝完酒之后有些人会面红耳赤,这是热气上犯面部的表现。酒本身含有大量的水,因此长期大量喝酒自然可以加重体内的水湿。我们都知道,爱喝酒的人往往是大腹便便的胖子,这是湿气下注于腹部的表现。

所以说,抽烟和喝酒都可以导致身体湿热,长期的湿热积累则容易形成肥胖、高血压、糖尿病等慢性病。为了自身健康,戒烟限酒无疑是势在必行的。

4. 少吃荤腥没有痰湿

> 我们常常听上一代人说："以前大家都比较穷，饭都吃不饱，更别说吃肉了。"现在生活好了，每餐都有肉吃。不幸的是，肉吃得多，血压、血脂也高了，这就是荤食生痰湿的结果。

我们中国人吃的最多的肉就是猪肉。《本草纲目》疏曰："豕味寒，食之令人暴肥，性能作湿生痰，易惹风热殊无利益耳。今人以肾补肾，恣意食之。大为差谬。"可见，猪肉是不能多吃的，多吃容易生痰生湿。痰和湿都是水液代谢异常的产物，有共同的致病特点：雍阻气血（如中风）、扰乱神明（如癫痫）、病势缠绵（癫痫、中风、咳喘、眩晕等痰湿引起的疾病都是病程长且难以治愈的）等。《医经别录》说："豕肉闭血脉，弱筋骨，虚人肌，不可久食。"

食肉也需适度

中国古话说得好："鱼生热，肉生痰，萝卜白菜保平安。"人类是以植物性食物为主、动物性食物为辅的杂食性动物，鱼、肉吃多了对身体是有害的，应当适量。相反，常吃蔬菜水果、少吃肉的人往往更健康，因为饮食较为均衡，营养补充更为科学，得慢性病的可能性也小很多。

吃蔬果有益处

现代营养学研究发现，蔬菜和水果含有丰富的维生素、矿物质和植物活性成分。其中维生素和矿物质是人体必需的营养素，而植物活性成分一般都具有抗氧化、降血脂、降血糖的功效。更重要的是，蔬菜水果含有丰富的膳食纤维，有减少脂肪和胆固醇在肠道的吸收，以及降血糖、预防便秘等功效，可以大大降低慢性病的发病概率。

肉类是有一定的补益作用的，也不提倡完全不吃。中国居民膳食平衡宝塔推荐的畜禽肉类摄入量为每天75克，相当于一个手掌的大小。但是，为了预防体内痰湿及慢性病，还是应当尽量少吃。

5. 思虑过度易致湿火

> 可能大家都有过这样的经历：全神贯注地想着一件事情的时候、跟别人吵架之后很生气的时候、失恋伤心的时候，往往没胃口吃东西。这些都是不良情绪伤害了脾胃引起脾胃湿热的结果。

上个月的某天，中医院来了一个24岁的男患者，叫小李。老中医问他哪里不舒服，他说自己最近老掉头发，洗澡的时候也掉，毛巾、地上到处可以看到，他真担心这样下去自己20多岁就会变成秃头大叔。老中医看了下他的头发，额头上果然少了一圈，剩下的也比较稀疏。老中医又见他愁容满面，面容憔悴。经过把脉诊断，老中医发现他脾胃虚弱、湿热。老中医问他是做什么工作的。他回答说自己是软件工程师。由此，老中医判断出小李应该是平日工作压力过大，经常熬夜加班所致的病症。

其实，像小李这样大学毕业没几年就开始掉头发的青年在压力巨大的一线城市很普遍。中医认为：脾在志为思。思虑过度将对脾胃造成伤害，其实不仅仅是思虑一种情绪，几乎所有不良情绪都会都脾胃造成不同程度的伤害。《脾胃盛衰论》中有句

话说："皆先由喜怒悲忧恐，为五贼所伤，而后胃气不行，劳役饮食不节继之，则元气乃伤。"又因脾有"运化水液"的功能和"喜燥恶湿"的生理特性，当脾胃受伤虚弱之后，运化水液的功能降低，最易生湿。脾胃虚弱之后，也容易造成胃内积食，积食则生内热。

❋ 多吃蔬果的好处

脾胃的主要功能是运化水谷，是气血生化之源。过度思虑及其他不良情绪造成脾胃虚弱之后，胃口不好，运化功能也变差，久之则气血生化不足。中医认为："发为血之余。"气血不足就导致发失所养，因而造成脱发。经常思考过多的人头发少往往就是这个原因。所以说，平时要注意调节自己的情绪，保持愉快的心情，以免脾胃被湿热困扰，引起各种不适。

6. 泡脚既养肝脏又祛湿

> 中医认为，脚底是经络起止的汇聚处，用泡脚的方法刺激这些穴位，可以起到保健甚至是治疗相应脏腑的作用。泡脚祛除肝胆湿热可以起到很好的消除火气、缓解失眠的作用。

去年冬天的某一个寒冷的早晨，46岁的刘大妈来到中医院就诊。

❄ 冬季需泡脚

她无精打采的，刚坐下就跟老中医诉苦，说她最近经常失眠，昨晚更是一夜都没睡着，她家没空调，冬天的时候，在被窝里两只脚底冰凉，怎么都不热，听说吃了安眠药不好，又不敢去买，所以就来看中医了。老中医见到她那浮肿的黑眼圈，告诉她这么冷的天，对于大部分人来说，就算两脚冰凉也不至于整夜失眠的，然后又问她最近是不是遇到了什么心烦事。她点点头，说她老伴最近中风发作了，到现在还躺在医院，她怕他突然离去，每天晚上担心得睡不着。

老中医劝她别太担心了，她老伴会好起来的。至于失眠的问题也不难解决，冬天正适合泡脚。随后老中医给她开了点中药配到洗脚的热水里，让她每天晚上睡前泡30分钟左右。她回去听从嘱咐，熬了药泡脚，终于睡了一个踏实觉。

❄ 泡脚的好处

虽然是冬天，但是这位刘大妈由于心情悲伤、压抑，肝疏泄不畅，水湿容易滞留于肝，引起失眠。眼皮浮肿就是湿气重的表现。长期失眠则会导致体内生火。脚底有肝相映射的穴位，通过泡脚刺激穴位，可以很好地祛湿泻火，调畅情志。同时可以起到缓解疲劳、镇静安神的作用。这样一来，不仅起到了暖脚的作用，还可以缓解失眠。

所以，当你工作了一天很劳累或者容易失眠的时候，不妨泡下脚来清除体内积累的湿热，舒缓一下神经，消除一天的疲劳，睡一个安稳的觉。

7. 助你排湿的四大奇穴

> 除了泡脚之外，穴位按摩也是中医外治很有效的方法。四大穴位按摩对清热除邪、提正气有重要作用。

俗话说，"丰隆天枢阴陵泉，日按一遍健全身"。可见，丰隆穴、天枢穴以及阴陵泉穴等养生穴位是强体治病的要穴。

一个夏天，有个40多岁的大姐来到中医院就诊，说老是觉得头痛，已经有一个星期了，吃止痛药也没好转。老中医发现她的脸爱出油，整个人看起来很困倦的样子，给她把了下脉，确诊她体内湿热严重。于是给她开了便宜的清热祛湿药，并教她一招清热治头痛的方法：按摩丰隆穴和阴陵泉穴各5分钟，每天早晚各1次。

✳ 丰隆穴

丰隆穴是古今各大医家公认的治痰之要穴。经常按摩此穴位可以化痰湿、清神志，可辅助缓解痰湿诱发的呕吐、便秘等症。

按摩方法

按摩时取坐位，双腿并拢屈曲，食指和中指伸直，指腹置于穴位上，用指腹垂直用力按揉。力度以出现酸胀痛的感觉为宜，每次按摩1~3分钟。

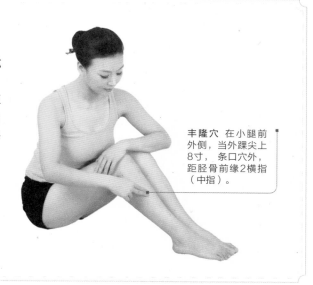

丰隆穴 在小腿前外侧，当外踝尖上8寸，条口穴外，距胫骨前缘2横指（中指）。

❋ 阴陵泉穴

阴陵泉穴，属足太阴脾经，位于小腿内侧，是除湿气的重要穴位，阴陵泉的意思就是脾经中的气血物质在此穴中堆积如山丘。脾主运化水液，水液代谢失常则可导致小便失常，引起泌尿系统疾病。肖大妈是多年的风湿性关节炎，到了天气变冷的时候，膝关节就很疼痛，连走路都不方便。老中医给她开了一周的祛风湿的药，然后告诉她药吃完之后可以自己按摩阴陵泉穴，并告诉她这个穴位的位置。

第二次见到肖大妈的时候，她带着她朋友来到中医院，她朋友也是这个问题。她跟老中医说，上次把她的老关节炎治得几乎没有不适了，那个穴位按摩还真是挺灵的。

常按摩阴陵泉穴，可清利湿热、健脾理气、益肾调经、通经活络，辅助缓解水肿、风湿膝痛、腹胀、泄泻等。每天坚持按揉阴陵泉穴10分钟，就可以除脾湿。

按摩方法

按摩时取坐位，拇指置于穴位上，用拇指指尖按揉穴位。力度以出现刺痛和酸胀的感觉为宜，每天早晚各按摩1次，每次按摩1~3分钟。

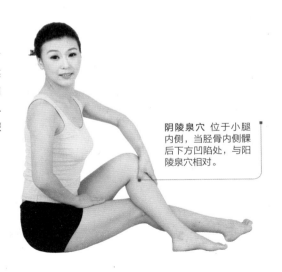

阴陵泉穴 位于小腿内侧，当胫骨内侧髁后下方凹陷处，与阳陵泉穴相对。

✳ 中脘穴

夏季天气湿热的时候，常常有食欲不振、消化不良的患者到中医院就诊。老中医给他们诊断之后，除了开药给他们调理一下外，还会教他们一个很有效的穴位按摩。这个穴位就中脘穴，位于肚脐和胸骨下端连线的中点处，湿热困脾时用两手中指按一按、揉一揉会大大缓解。

中，指本穴相对于上脘穴、下脘穴二穴而为中。脘，空腔也。中脘是指任脉的地部经水由此向下而行。此穴位为人体任脉上的主要穴道之一，本穴物质为任脉上部经脉的下行经水，至本穴后，经水继续向下而行，如流入任脉下部的巨大空腔，故名中脘。常按摩这个穴位对于缓解夏天暑湿造成的腹胀、反胃、消化不良、泄泻、便秘等都有很好的作用。此外，对于秋燥失眠、食欲不振等也有很好的缓解作用。

按摩方法

按摩时正坐或仰卧或站立，双手放在上腹部，用左手中指的指腹置于穴位，右手中指的指腹按压左手中指的指甲上，两手中指同时用力揉按穴位。每天早晚左右手轮流按摩穴位。力度以出现酸、胀的感觉为宜，每次按揉1~3分钟。

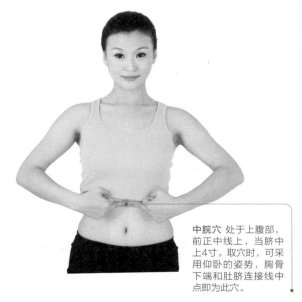

中脘穴 处于上腹部，前正中线上，当脐中上4寸。取穴时，可采用仰卧的姿势，胸骨下端和肚脐连接线中点即为此穴。

✳ 天枢穴

天枢穴，出自《灵枢·骨度》，是治疗湿热导致的便秘而常用的穴位。天枢是天星名，即天枢星。此穴位以天枢来比喻天地之气相交的中点，正居人身体之中点，应天枢之象，所以名为天枢。同时，此穴又有别名为长溪、谷门、循际、谷明、补元、循元。属足阳明胃经，大肠之募穴。位于脐旁2寸，恰为人身之中点，如天地交合之际，升降清浊之枢纽。

人的气机上下沟通，升降沉浮，均过于天枢穴。

此穴输出的强盛之气具有补充强化人体后天之气的作用。补充后天之气就是间接补充了元气。元气是先天之气，即肾气，它与生俱来，不可改变，并随着人的生长发育不断消耗。另外，按摩此穴可促使湿邪、毒邪从粪便排出，起到缓解风湿、便秘、腹胀、消化不良等症。

按摩方法

按摩时取正坐或仰卧姿势，双手各按与之同侧的穴位，食指和中指并拢，指腹置于穴位上，用力向下按揉。力度以出现酸痛为宜。每天早晚各按摩1次，每次1~3分钟。

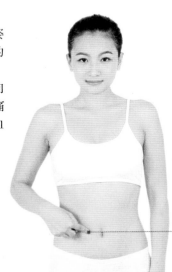

天枢穴 位于腹中部，距脐中旁开 2寸。取穴时食指、中指、无名指伸直，在肚脐左右侧量取该宽度，即为天枢穴。

Part 04
守住人体生命力

因为有了太阳，

地球才有各种生命的存在。

人活在世上，也是因为有阳气存于体内。

体内的阳气越充足，

人的生命力也越旺盛；

体内的阳气越缺乏，

人也就越消沉。

养生就要养阳气，

减少阳气的耗散。

1. 守住阳气留住生命力

『　　阳气为生命之本，也是保证健康长寿，抗御病邪侵袭的关键。当一个人体内的阳气完全耗尽时，人也就死亡了，这就叫作"得阳者生，失阳者亡"。阳气代表一个人的生命力。阳气充足的人体质强健，抗病能力强，而阳气缺乏的人则畏寒怕冷，体弱多病。　　』

阳气是人体物质代谢和生理功能的原动力，是人体生殖、生长、发育、衰老和死亡的决定因素。《黄帝内经·素问》中提到："阳者卫外而为固也。"意思是，阳气是抵御外邪、巩固健康之气。

✳ 阳气的作用

人体所有的生命活动都离不开阳气。我们人体能维持一定的体温，就是因为阳气有温养人体的作用。有些人夏天都觉得冷，这是阳气不足的表现，不足以温养身体的四肢百骸。我们吃进去的食物要得到消化，以及吸进去的清气要被身体利用，也离不开阳气的"气化"和"推动"功能。"十个胃病九个寒"，绝大部分有胃病而消化不良的人都是胃偏寒的，这也是阳气不足影响传化水谷的表现。

有些身体强健的人，夏天不怕热、冬天不怕冷，也是因为他们体内阳气旺盛。《素问·生气通天论》中提到："阳气者，精则通神。"翻译过来就是："人有了充沛的阳气才能够精神饱满，身体强壮。"

现在的人为什么会有这么多虚症和湿症呢？可以说大部分是因为阳气不足的缘故，因为"万病皆损于一元阳气"。

✳ 寒气入体的危害

在日常生活中，我们很容易受到寒气侵袭。如频繁待在空调房，天气突变时没有及时增减衣物，经常光脚在冰冷地板上行走，贪吃冰凉生冷食物等行为，都会导致寒气入体。

如果我们的体内堆积过多寒气，将会对身体产生很大危害，并严重耗损我们体内的阳气，让我们原本健康的身体逐渐变得虚弱，变得很容易感冒、怕冷，很容易得病。所以，为了身体健康着想，一定要戒掉各种容易导致寒气入体的坏习惯，注意保暖，秋冬季节勤看天气预报，外出多带件衣物，以便增减。

✳ 养生就是养阳气

宋代的医学家窦才提出："阳精若壮千年寿，气如强必毙伤"。意思是说，如果我们体内的阳气充足，自然会健康长寿。相反，如果体内寒气过多，就会产生种种疾病，难以健康地活到天年。

《内经·灵枢》也提到："人到四十，阳气不足。损与日至。"意思是，40岁之后，阳气开始变得不足，减损与日俱增。

所以，养生就是养阳气。如果自己懂得固护阳气，培养阳气，把阳气一直保持在20~30岁的状态，自然不怕生病，健康地活到天年。

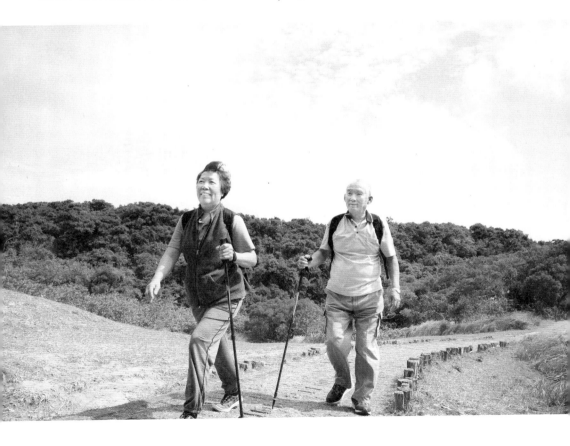

2. 生活细节也需注意守阳

> 我们上文已经说了阳气对我们是如此重要,那生活中该如何进行阳气养生呢?中医认为,凡是温热的、干燥的、明亮的、上升的、运动的、兴奋的都属于阳,而寒凉的、湿润的、晦暗的、下降的、静止的、抑制的都属于阴。

因此,阳气养生就应当多用温补、除湿、升阳、多动少静等。

✳ 阳气不足的表现

现现在很多人都有阳气不足的现象,常常有阳虚的人去中医院就诊。前段时间,58岁的患者徐伯就来到中医院看病,他的症状是脸色苍白、肢寒怕冷、尿频尿急,而且食欲不振、胃胀、消化不良。

老中医问他平时家里有没有吹空调,他回答当然有。现在正是夏季,天气炎热,也不由得他不吹空调。

老中医又问他是否吃了很多的冰镇食物,譬如雪糕、冰激凌一类。他回答说吃过一些,但不是很多。

老中医又问他平日是否运动。他说天气太热,而且他的腿脚也不太灵活,所以平日很少出门。

然后老中医给他把脉、望舌,发现他是受寒太多,体内还积累了不少湿气。

于是老中医给他开了驱寒除湿的药,并叮嘱他,平时要把空调的温度调到26℃以上,并注意保暖。不要再吃冰镇食物,有些清热的食物像苦瓜也要少吃。有时间要去外面运动一下,晒晒太阳,出出汗。

✳ 如何守住阳气

老中医还叮嘱他,平时临睡前还可以用温水泡脚10~25分钟,让热力从脚底循经上行,补益阳气。泡完脚,坐在床上,擦干双足,然后用双手轻轻地拍打涌泉穴,最好拍到脚底有发热的感觉。经常拍打涌泉穴,能有效改善老年人的腰腿酸软无力、畏寒怕冷的毛病,还能促进血液循环。只要从日常生活的衣食住行入手,就可以固护阳气,减少耗损。

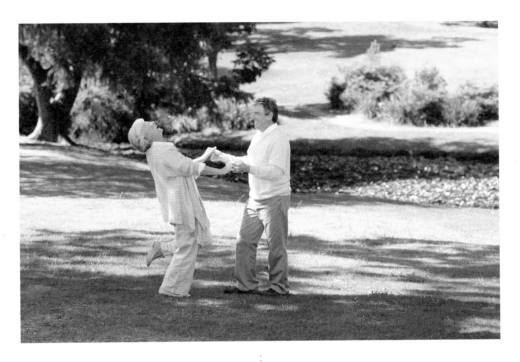

✳ 起居饮食皆需注意

起居方面，冬天要早睡（21:00左右）晚起，避开严寒，保养阳气；夏天要晚睡（22:00左右）早起，因为太阳升起得早，顺应太阳升起的时间也是养阳气。卧室的设计应当向阳、明亮、通风，避免阴暗潮湿。

外出的时候不是出远门的话尽量少坐车，多走路。因为适当走动可以畅通气血，身体会变得暖和，这也是增加阳气的一种方式。现在不管公交、地铁还是私家车，都会开冷气，因此坐车也要注意保暖。另外，养阳气也要注意科学的运动。锻炼虽是好事，但也要看准时间。晚上最好不练，早上锻炼要等太阳升起，还要注意避开大风大雨、大寒大暑。一天也分四季，白天升发，像春夏一样，可以运动可以出汗；晚上却要收藏，像秋冬要养阴，要静坐，要安宁。

养阳气和其他养生方式是一样的，要从生活中的点滴做起，从衣食住行各方面做起。

3. 损伤阳气的九大坏习惯

> 阳气对我们是如此重要，阳气不足就容易生病。因此，我们一定要学会保养阳气，才能维持健康，从而延年益寿。然而，我们人体的阳气就像电池的电量一样，是有限的，想要电池用得久一点，就应该节省电量，避免耗电量大的活动。

要想阳气充足，就应该懂得哪些生活习惯是耗伤阳气的，并时刻加以避免。

❋ 不注意保暖

在天气寒冷的时候，如果不注意保暖是很容易耗损阳气的。特别是在气温较低的情况下，有人穿了很多衣服，稍一运动就会出很多汗，衣服变得湿冷。这时我们的体温较高，皮肤的毛孔处于张开状态，一不注意，寒湿就会乘虚而入，耗损阳气。因此，出汗后要及时把汗擦干，并更换干燥衣物。

❋ 吃凉食，喝冷饮

炎热天气时，人们喜欢喝冷饮，吃寒凉食物，但冰凉生冷食物最容易损伤脾胃阳气，脾阳不足会导致消化不良，引起食欲减退。所以我们应少食冰镇食物和冷饮，防止阳气受损。

❋ 工作过度操劳

许多中年人每天加班加点地工作，过度操劳，不少老年人退休后被返聘，继续奋斗在工作第一线。长期劳累会造成自身抵抗力和免疫功能下降，从而导致阳气的亏损，因此应劳逸结合。

❋ 房事过度

适当的性生活能提升中老年人的生活质量，增加生命活力。不少中老年人身体强健，性欲特别旺盛，一点都不比年轻人差。但过度纵欲会使人的肾精亏虚，耗损肾阳。因此房事应节制，切忌过度纵欲。

✳ 运动过量

大家都知道运动对健康的重要性，但是物极必反，运动过度会耗损过多的阳气，适得其反。

✳ 熬夜

晚上12点是一天中阴气最盛、阳气最弱的时候，《黄帝内经》说："阳气尽则卧，阴气尽则寤。"因此，这个时候应当睡觉。但是有很多人都是过了晚上12点都不睡觉，这会大大损耗阳气，导致第二天精力不足。

✳ 滥用抗生素

药物在体内解毒需要消耗大量的阳气，并且有些药物本身会对身体脏器造成直接的损伤，如抗生素。抗生素只能在紧急情况下使用，但现在的情况是滥用了。

✳ 滥用清热药物

很多人一出现上火的症状，就自行服用各种清热泻火药，或喝凉茶。我们应该辨证论治，先搞清楚自己的身体状态，再进行治疗。

因为上火有实火和虚火之分，如果是前者，适当喝些凉茶能起到清热解毒的作用。但如果是虚火，误用寒凉药物会大伤阳气。

✳ 太追求物质享受

想得到就要有付出，追求物质享受将会耗费很多心思，甚至是处心积虑地付出，比如长年累月地加班。这些情志是阳气损耗的外在表现，因此太过于追求物质享受也同样在耗损人的阳气。

如果我们的身体是银行，那阳气就是银行里的储蓄，如果想要让自己保持富有，除了要懂得"开源"，更应当懂得"节流"。尽量减少不必要的开支，也就不用那么辛苦地赚钱。养阳气也是如此，减少阳气的耗损，也就不用花太大的代价去补回来。

在现今这个处于高度消费的时代，尤其需要注意这一点。享受生活固然没错，但若是将享受生活与追求物质等同，那就与生活的本意背道而驰了。

4. 常喝药酒百病不侵

> 虽然说过量饮酒对身体会造成很多伤害，但是适量饮酒却有很多保健作用。酒性温， 有温通血脉、宣散药力、温暖肠胃、祛风散寒、温补阳气、消除疲劳等作用。

古"医"字，即从"酉"（酒）也。现代研究表明，酒的主要成分乙醇（俗称酒精）是一种良好的半极性有机溶媒，大部分水溶性物质及水不能溶解。中药的多种成分，如生物碱、盐类、鞣质、挥发油、有机酸、树脂、糖类及部分色素（如叶绿素、叶黄素）等均较易溶解于乙醇中。乙醇不仅有良好的穿透性，易于进入药材组织细胞中，发挥溶解作用，促进置换、扩散，有利于提高浸出速度和浸出效果；还有防腐作用，可延缓许多药物的水解，增强药剂的稳定性。

❈ 药酒的功效

药酒是由酒与不同药材配制而成，根据配入酒中的药物不同，其药酒的作用与养生功效也有区别。它既有酒的功能，又有药物的疗效，二者相得益彰，是预防疾病、温补养生的佳品。

药酒作为一种能有效改善人体素质、提高抗病能力、防病祛病、延缓衰老、益寿延年的保健制剂而受到大众的欢迎。而且，药酒具有制作简单、便于存放、使用方便、内外可用、价廉省时、安全可靠、见效快、疗效高的特点。

酒是很好的溶剂，将药物浸泡在酒中，可以充分将药材中的有效成分浸泡出来，制成了疗效强大的药酒。药借酒力，酒借药势，药物借助酒在体内的散布，可以大大提高药效。自古以来，各大中医师就对药酒推崇备至。因此，药酒有"百药之长"的美誉。大部分药酒都含有温补阳气的成分，补阳效果也很好。其中有两种药酒是我经常推荐给我的那些有阳虚症状病人的，分别是壮阳补肾酒和补气补血酒。

✳ 温阳益肾酒

配方材料：

熟地黄125克、菟丝子500克、杜仲200克、当归400克、石斛400克、川芎160克、泽泻125克、淫羊藿125克、白酒6升

泡酒方法：

①将熟地黄、菟丝子、杜仲、当归、石斛、川芎、泽泻、淫羊藿分别洗净，捣碎，入纱布袋中。

②将纱布袋放入容器中，加入白酒，加盖密封，每日摇动1次。

③浸泡约15日后即可饮用。

服用方法：

每日2次，每次15～20毫升。

主要功效：

此款药酒具有益肾温阳、滋补气血、补肝益肾的功效，主治精血虚亏所致的阳痿不举、早泄滑精等症。

适用症：

本酒适用于肾阳虚损、精血耗伤、气血虚弱出现的腰酸腿软、四肢乏力、遗精早泄、妇女白带清稀等症。

服用禁忌：

此药酒性温而热，青年气盛及阴虚火旺、溃疡病、肝病患者禁用。

✳ 益气补血酒

配方及用料：

当归50克、白茯神50克、龙眼肉50克、生地黄75克、麦冬100克、柏子仁50克、白酒10升

泡酒方法：

①将麦冬去心、柏子仁去油，其余药材切碎，放入洁净的纱布袋中，再入容器。

②加白酒密封，每日摇动至少1次，密封浸泡约7日后，拿掉纱布袋即可滤取药汁饮用。

服用方法：

每次服10～20毫升。不善于饮酒者可将此酒冲入白开水中饮用。

主要功效：

此款药酒具有滋阴补阳、补血、补气的功效。

适用症：

适用于气血虚弱、面色苍白无光泽，乏力，或女性月经稀少色淡、月经来迟等。

服用禁忌：

感冒发热、溃疡病、呼吸疾病及肝病患者忌服。

5. 用艾灸来增阳气

『　　艾灸是中医针灸中的灸法，操作时点燃艾叶制成的艾条、艾柱，熏烤人体穴位，以达到治病养生的目的。它有温阳补气、祛寒止痛、补虚固脱、温经通络、消瘀散结、补中益气的作用。』

前段时间，中医院来了位患者。她今年近60岁，身子骨还算硬朗，但一直有气血不足的问题。平时总觉得四肢乏力，腰部酸痛，手脚特别凉，到了冬天，就更怕冷了。她希望能通过中医好好改善一下体质。

经过诊断，老中医判断出她的症状就是典型的"肾阳虚"。肾为先天之本，是人体生育的根源、脏腑活动的原动力。当肾阳不足，内脏缺少阳气温煦，就会造成寒气凝聚，血行不畅，所以才会特别怕冷。

人体靠阳气生化气血，只要补足了阳气，气血自然畅通，并且会从内部开始温暖起来，手脚自然不再冰冷。

于是老中医推荐她平时多做艾灸，因为艾灸在温补阳气方面有非常显著的功效，容易操作，无不良反应，特别适合中老年人。经过半年的跟踪治疗，她的问题已经得到了很大改善，面色也更加红润了。

✳ 艾灸的功效

清代吴仪洛在《本草从新》中说："艾叶苦辛，生温熟热，纯阳之性，能回垂绝之亡阳，通十二经，走三阴，理气血，逐寒湿，暖子宫，止诸血，可温中开郁，调经安胎，……以之艾火，能透诸经而除百病。"

艾灸的功效众多，几乎所有与阳虚相关的症状都可以用艾灸治疗，如尿频尿急、颈椎病、腰背痛、关节炎、腹泻、痛经、感冒等。艾灸操作也简单，自己买艾条在家里即可以进行艾灸。艾灸的方法有多种，大致可以分为着肤灸法、隔物灸法、铺灸法、器灸法、温针灸等。

艾灸补阳常取足三里穴和涌泉穴两个穴位。这两个穴位的具体介绍和取穴方法在第七章有详细的介绍。下面简要介绍一下这两个穴位的艾灸补阳方法。

✳ 足三里穴艾灸

操作要领：

　　隔姜灸，将生姜切片并扎数个孔，姜片置于足三里穴处，艾炷置于其上点燃施灸，每次5~7壮，以局部皮肤出现轻度红晕为度。

贴心提示：

　　①取穴的同时点燃艾条。
　　②注意观察皮肤对艾条的温度反应，适时调整。
　　③注意随时清理艾条上的艾灰，以免掉落后烫伤皮肤。

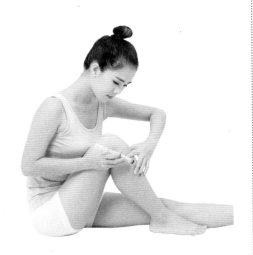

✳ 涌泉穴艾灸

操作要领：

　　手持点燃的艾条，将一只脚脚底翻转，艾条燃头对准涌泉穴所在位置，距离皮肤2~3厘米，或以耐受度为准。

贴心提示：

　　①注意观察皮肤对艾条的温度反应，适时调整。
　　②注意随时清理艾条上的艾灰，以免掉落后烫伤皮肤。
　　③自己艾灸时注意自我感受，以舒适为主。
　　④每次艾灸5~10分钟。

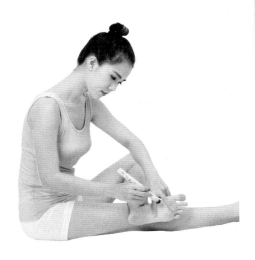

6. 守住阳气远离癌症

> 中医认为,癌症是一种积滞病症,是气滞、痰凝、湿滞、瘀血、毒聚等各种病理产物日积月累形成的。这些病理产物的运化是要靠阳气推动的,癌症的形成从某种程度来说就是因为阳气的不足。

阳虚的人很多是因受寒邪侵袭造成的,寒为阴邪,易伤阳气。寒性凝滞,寒邪具有凝结阻滞之性,所以体内有寒气的时候会形成气滞、痰凝、湿滞、瘀血、毒聚等各种病理产物,如不及时清除,久而久之就可能会形成癌症,进而危及人的生命健康,给人的身心带来巨大伤害。

❈ 什么是癌

中医对肿瘤认识的历史已经非常悠久,商周时期就认识到恶性肿瘤的一些特点。而"癌"字最早出现在宋代的《卫济宝书》中,记载道:"外感六淫(风、寒、暑、湿、燥、火)、七情内伤(喜、怒、忧、思、悲、恐、惊)、饮食劳倦等引起阴阳失衡、脏腑失调,产生气滞、痰饮、血瘀等,留滞于人体,形成积、瘤(留)、癌(岩)。"

❈ 癌症的治疗

因为目前的医疗技术很难彻底治好癌症,只能做一些干预,因此,有很多人谈癌色变。一些被确诊为癌症的病人在西医无能为力的时候常常会来求助中医。中医善于从整体上辨证疾病,从整体上给出治疗方法,因而能更好地控制病情。

❈ 预防癌症重在养阳

中医院曾经有过一个早期肺癌患者,是一个50多岁的中年人。他的工作是在家里守着一个杂货店,平时基本不运动,还喜欢抽烟、喝酒。他来到中医院,见了老中医,就直截了当地说了自己的病情。

老中医问了他的工作性质和生活习惯后,就开始给他望诊和切诊。老中医发现他是血瘀、痰湿、阳虚体弱质。给他把脉的时候摸到他的手腕感觉有点凉。

老中医安慰了他一番之后，给他开了温补阳气、祛湿散寒、活血化瘀的药，并叮嘱他平时要注意防寒保暖，有空做适量的有氧运动，心情要放开朗。饮食上多吃一些含抗氧化物（如维生素A、维生素E、维生素C和矿物质硒）的蔬菜水果，并戒烟、戒酒。

后来，他每隔一段时间就会来老中医这抓一些中药回去。经过半年的调理，他的手不再那么凉了，去拍片也发现病灶变小了一些。他一边坚持化疗，一边用中医调养身体，如今病情已经得到有效控制，并且能够正常生活了。

有古语说："万病损于一元阳气""得阳者生，失阳者亡"。打个比方来说，当人体有不适的时候，体内就好比是阴冷潮湿的天气，但只要太阳一出来，这种环境就不利于疾病的生长、发展了。所以，我们一定要把人体的太阳托起来，让它给我们带来长久的健康。癌症也是一样的道理，癌症是阳气损失严重的结果。所以说，要预防癌症，也要从养阳开始，不要让阳气削弱。

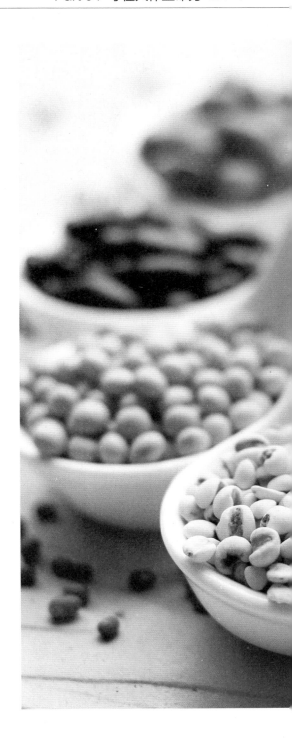

7. 对症下药增强阳气

『　　前面我们已经了解了，绝大多数疾病和不适是由于阳气不足造成的。然而，引起阳气不足的因素有很多，有些是因为气虚，有些是因为血虚。』

气属阳，气虚自然也意味着阳气不足。血属阴，由于阴阳互根，因而血虚久了也会造成阳气的不足。不同原因引起的阳气不足要用不同的养阳方法。

气虚和血虚虽然是不同的概念，但是气和血是紧密相连的。

有一个男性年轻白领，叫小唐，25岁，从事金融工作。由于他经常脸色苍白、怕冷、浑身没力气，到医院体检发现自己贫血。他就到药店买了"铁加叶酸"连续吃了三个月，没有改善，然后就来到中医院看中医。老中医给他诊断后告诉他，贫血是阳气不足的症状，他的情况更多的是气的不足，补血的同时更要侧重于补气，因为气不足则难以生血。

老中医给他开一些人参补补气，加上一些补血的药。另外，老中医还叮嘱他平时要适当运动，饮食上要多吃些高蛋白的食物，以及新鲜蔬菜和水果。

气虚和血虚都是阳气不足的表现，我们平时养阳气首先要分清是气虚多一些还是血虚多一些，或者是气血都虚。气虚的人除了可吃一些补气的食物，更要适当运动。而血虚的人则要注重食用补血食物。

❋ 什么是气虚

气虚是元气不足引起的一系列症状，如面色苍白、呼吸短促、四肢乏力、头晕、动则汗出、说话声音低微等。气虚就是我们常说的全身没力气、懒言少语。一般劳累之后，或长期疾病缠身会出现这种状况。

❋ 气虚的调理

气虚的时候虽然会感觉全身没力气，但是也不能整天静静地坐着或躺着，可以散散步，做一些拉伸的运动。这样可以促进气血的运行，增加体内的阳气，全身就会变得舒畅一些。此外，气虚还可以多吃些补气的食物，如人参、党参、西洋参等各种参类。

性贫血等。血属阴，根据阴阳互生互根的原理，血足的时候，阳气也易于生发。因此，补血也是补充阳气的重要方法之一。

✳ 什么是血虚

血虚是先天或后天亏损，血液生化不足，或因失血、溶血等损耗过度，导致营血亏虚，脏器失其濡养所致。血虚的人表现为面色萎黄苍白，唇爪淡白，头晕乏力，眼花心悸，失眠多梦，大便干燥，妇女经水愆期、量少色淡，舌质淡、苔滑少津，脉细弱等。血虚即是我们常说的贫血，如缺铁性贫血、溶血性贫血、再生障碍

✳ 血虚的调理

血虚的调理主要靠营养物质的补充，如补血的中药有红枣、当归、阿胶、何首乌等。平时饮食应当多吃一些富含造血营养素（蛋白质、铁、叶酸、维生素A、维生素C、维生素E、维生素B_{12}等）的食物，如鱼、瘦肉、蛋、奶类，蔬菜和水果虽然蛋白质和铁的含量不高，但是富含各种维生素，因此也要多吃一些。

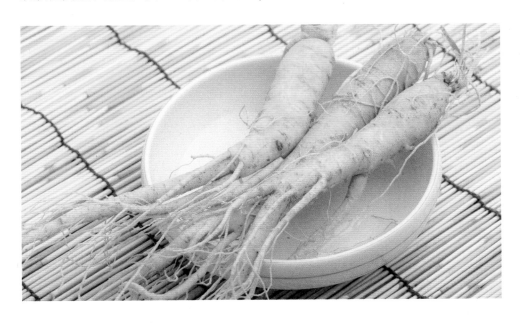

Part 05
改变生活习惯

久居阴暗潮湿的房屋，
不但影响心情还容易得风湿性关节炎。
夏天长时间地吹空调容易得空调病，
出现感冒、头晕、腰背疼痛等，
年纪大了之后容易得高血压。
我们很多疾病都是由不健康的环境、
生活习惯以及心态造成的。
要想健康地度过一生，
就要从改善居住环境、
养成良好习惯和树立健康心态做起。

1. 心宽则万事皆小事

> 人到老年，几乎什么样的事都经历过了，没有什么事是想不开的。因此，为了安享天年，更应该把心放宽，不为小事生气，遇上不开心的事，不应该憋在心里，而是要想办法排解出去。

❋ 放宽心有利健康

老陈被附近邻居的孩子称为"笑叔叔"，因为他整天都是乐呵呵的，周围的人也都被他的快乐所感染，都很喜欢跟他一起谈天说地，几十年来，几乎没人见过他生过什么气。他的一句口头禅就是"天塌下来有屋顶顶着呢，人嘛，长不过百年，为什么不开心点过呢？"正是由于他良好的心态，所以从他的外表看上去很年轻。

很多中老年人在年轻的时候，由于种种原因，梦想没有实现，日子过得单调而乏味，人也变得喜欢唠叨，为了一点点小事就想不开，不是给伴侣、孩子气受就是自己在一旁生闷气。反过来看看那些乐观的人，他们往往看上去比实际年龄至少年轻5岁以上。那是因为他们的眼界更宽阔、心胸更宽广。

❋ 学会关爱自己

那么，对于我们来说，如果不想常为小事生气，就一定要学会关爱自己，学会放宽心境，要走出家门多交朋友，不要把儿孙当成自己年老后的唯一精神寄托。俗话不是说"儿孙自有儿孙福"嘛，年轻人有属于他们自己的世界，我们做长辈的就不要太掺和了。心态一改变，就会看见人生更多美好的风景，视野也会变得开阔起来，自然就不会再为鸡毛蒜皮的小事为难自己、为难家人了。

2. 多静养少操劳

> 人上了年纪后，身体的各项生理功能都在逐渐衰退。所以在日常生活中，就应当好好休息，多静养，少操劳。如果还是整天忙碌，万一哪天突然病倒了，反倒会给子女带来烦恼。

✴ 退休之后休养生息

周女士是典型的中国式家庭妇女，辛苦劳碌了一辈子，现在上了年纪，可精神头挺好。虽然她的子女总是要她多休息，不要干那么多家务，不要累着自己，还给她请了钟点工，可是她总说，一闲下来就浑身不舒服，一定要干点什么活才能安心。

像她这样的人，还真不少。中国有句老话"人到60以后要休养生息"。这就是说人进入老年以后，就不要太操劳了，要懂得身心休养，懂得休息，才是正常的生活状态。对于现代社会的老年人来说，60岁意味着可以退休了，可以卸掉工作的压力，轻松地过日子了。可是，在现实生活中，大部分年过60的老人仍然在不停劳作，给孩子张罗这张罗那，甚至退休以后还去找工作贴补家用，这是不可取的。

✴ 花甲之年享受天伦

这里不是在批评老人去为孩子分担生活的重担，只是想跟老年朋友们说："辛苦大半辈子了，就停下来歇一歇吧。"因为，60岁已经不是养家糊口的年纪了，而是享受天伦之乐的年纪。同时，60岁还是各种疾病肆意侵扰身体的时期，如何在这个时期拥有健康的体魄也是人生的一大问题。此时，如果仍然坚持忙碌劳作，只会加重身体机器的负荷，造成疾病丛生，反倒给子女造成额外的负担，变成家里的累赘，反倒会花去家里更多的钱。

如果实在是闲不住，可以找一些轻松点的工作来做，发挥一下人生的余热。而在工作中获得的报酬，更要舍得用在自己的身上，以使晚年生活过得更好更滋润。

3. 广交友丰富生活

> 人有自然和社会两种属性，自然属性的意思是人类是大自然的一分子，而社会属性就意味着我们每个人都需要和别人交往。老年人虽然行动不便，但还是要多去外面走动，这样才会有快乐的晚年生活。

家中的老人都会遇到这种情况：老人们宁愿守着电视，明明外面天气很好，也不愿意下楼去散散步，去附近结交一些同龄的朋友。"自我封闭，不交朋友" 逐渐成为现代社会的普遍现象。

随着电视和互联网的普及，大家都变得越来越不愿意出门交朋友了，特别是有些出生于20世纪60年代的朋友，年轻时一心扑在工作上，人际交往圈子基本固定在同学、同事、亲友这三类人之间。

❋ 人生的三个圈子

我们来自己分析一下这三个圈子。同学圈是毕业后两三年还经常联系联系、偶尔聚聚，可是随着时间的推移，各自成家立业，工作的压力、生活的压力使得同学之间的联系慢慢变得不那么频繁，同学之间的关系也变得疏离，很多人渐渐失去了联系；

同事圈会在工作日时每天见面，可能也有好几个值得深交的同事，但现代社会各个单位的人员流动较大，离开之后，很少能保持长久联系，而且当年老退休之后，各自回归家庭，没有了"单位"这个共同体，同事圈也变得"分崩离析"；由于有血缘关系作为维系，亲友圈是三个圈子里相对较稳定的，可是20世纪70年代出生的人，亲友的数量跟父辈、祖父辈相比已经是大大减少，这就不可避免地造成他们进入老年以后的孤单，而孤单造成的后果之一，就是自我封闭，不愿意去结识新的朋友。

❋ 自我封闭的危害

那么，什么是自我封闭，自我封闭又有什么害处呢?

"自我封闭"是指将自己与外界隔绝开来，很少或根本没有社交活动，除了必要的工作、学习和购物以外，大部分时间将自己关在家里，不与他人来往。

有些人自从上了年纪后，身体机能开始逐渐减弱，于是以年老体弱为借口，不愿意出门。而他们的子女们为了工作四处奔波，孙儿孙女们也开始上学，一个人守着空荡荡的家，几乎与世隔绝，偶尔想出去走走，也经常会因为腿脚不方便、老花眼等原因放弃外出。

这样做真的好吗？美国著名社会心理学家马斯洛曾经提出，人类有五种必备需求：生理需求、安全需求、情感和归属的需求、尊重需求以及自我实现的需求。而这五种必备需求，全都离不开人际交往。因为这五种必备需求既无法自我满足，也不能脱离同他人的关系。

据统计，人除了8小时睡眠外，一天中其余三分之二的时间被用来交流信息与情感。而有封闭心态的人，则不愿与人沟通，很少与人讲话，长期自我封闭，不与他人交流，将会无法满足五大必备需求，人也会渐渐变得消极，甚至还会造成多种心理疾病，比如个性孤僻、行为乖张，甚至做出伤害自己、伤害他人的行为。

❊ 主动交友融入社会

所以，我们应该大胆走出家门，主动与他人交往，多关心帮助他人，建立新的人脉，尽快融入新的环境之中。还可以把失联许久的昔日同窗慢慢再找回来，曾经亲近的同事也经常联系联系，亲友之间更要多走动走动以加深感情。另外，还可以为自己培养一两样兴趣爱好，结识一些志趣相投的新朋友，交流感情，取长补短，帮助消除失落感、孤独感和寂寞感，增加乐趣，使晚年生活更加充实更加美好，有益身心健康而得以延年益寿。

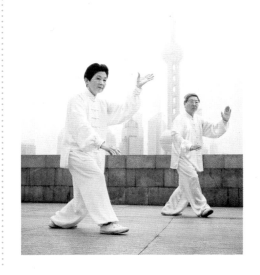

4. 重视空气质量

> 我们每时每刻都在呼吸，这样才能维持生命。因此，提高呼吸系统免疫力就变得尤为重要。

当人上了年纪后，呼吸系统逐渐衰退，空气质量不好的话就容易对这些器官造成直接的伤害。为了自身的健康，就要先营造一个良好的呼吸环境。

✳ 健康需要好空气

近年来，城市雾霾问题变得越来越严重，由大城市逐步向中小城市发展，甚至蔓延到部分农村。空气质量差，生活中经常会碰上雾霾天气，灰蒙蒙的天空，让人总觉得呼吸有些困难。这样的天气严重威胁着我们的健康。

✳ 人体的呼吸系统

人的肺功能会随着年龄的上升而逐渐减弱，遇上雾霾天气时，空气中会飘浮着大量粉尘、烟尘及尘螨等，很容易通过呼吸进入我们的呼吸系统及血液循环系统内，从而埋下了重大的健康隐患。在空气质量较好的城市或乡村小镇，要经常开窗通风。在雾霾较严重的城市，有时候无法通过开窗户来保持室内空气的新鲜，可购买空气净化器来改善室内空气质量。

✳ 如何打造好空气

好的空气净化器可以有效滤净空气中悬浮的细菌、病毒和各种微小粒子，提高空气质量，给我们一个舒适、健康的呼吸环境。在天气好时，我们应该打开窗户，增加室内氧气含量，让新鲜的空气能进入室内。空气流通与温度的变换可以刺激皮肤血液循环，加快汗液的蒸发和热量的消散，使人感觉舒适。

如果居室内通风不良，空气污浊，会增加呼吸道疾病传播的机会，还会出现头晕、疲倦、食欲减退等症状。夏季要常开窗，冬季每日至少开窗通风2～3次，每次不少于30分钟，通风时，要注意保暖，避免对流风。

5. 安然睡觉有妙招

> 每个人都离不开睡眠，人的一生有1/3的时间在睡眠。睡眠对健康的重要性不言而喻，睡眠是养心安神的最主要方法。

清代李渔说："养生之诀，当以睡眠居先。睡能还精，睡能养气，睡能健脾益胃，睡能坚骨强筋。"民间也有"睡好觉胜于吃老母鸡"这样的说法。

然而，随着生活节奏的加快，越来越多的人出现了严重的睡眠问题。据中国睡眠研究会全国调查问卷统计显示：高达38.2%的中国城市居民存在着不同程度的失眠，而一线城市有失眠症状的比率高达57%，女性失眠率是男性的1.4～2倍。

✳ 科学睡眠

首先要注意睡眠时间的选择。中医养生有睡"子午觉"的说法。所谓"子午觉"是指子时（23：00～1：00）和午时（11：00～13：00）应该处于入睡状态，这两个时间段睡觉有利于养生。为什么呢？从阴阳转换的角度来看，子时是由极阴转阳的时间节点，这个时间段睡觉有利于养阴。

✳ 午睡的好处

午睡不一定要睡着，哪怕小憩一会，也比完全不休息要精神得多，既可以补充上午的消耗，又可以为下午的活动储备能量。建议午睡时间不超过1个小时，不然晚上容易失眠。

中医认为，五脏六腑都有它的运息规律，夜间23点至凌晨3点是胆经和肝经的流注时间，也是肝胆经气血最旺的时候，人体的造血工作也主要在这一阶段内完成。如果这时还不睡觉，就会增加肝脏负担，耗损阳气，影响睡眠质量，长期下去体质就会渐渐变差。

除了睡眠时间，睡眠环境的布置和寝具的选择也是至关重要的。卧室的布置应当温馨，床的摆放应该是南北方向，这样有利于睡眠。冬天的时候，被子和床单要柔软、透气、舒适。夏天的时候可以选择凉席、凉枕。枕头的高度选择因人而异，为自己拳头高度的1～1.5倍即可。

6. 多多培养兴趣

> 人的一生中是要有点兴趣爱好的，有了自己想做的事，生活才会变得更精彩，没有兴趣爱好的人生是暗淡的。

如果说年轻的时候由于工作繁忙而忽略了自己想做而没做的事，那退休之后就有了大把的时间，这时也应该捡起自己的兴趣爱好，好好地玩一玩，丰富生活，尽量寻找生活中的其他乐趣。

老陈这阵子在小区里又认识了不少新朋友，他们是一群太极爱好者，每天早上固定在小区花园里练太极拳、耍太极剑。他们中间年龄最大的80岁，最小的也已经年过六十，可是在外人眼里，他们都比实际年龄要年轻好几岁。看着他们认真的样子，有时候老陈也忍不住加入进去，跟在后面练上一小段。

❋ 培养兴趣丰富生活

要知道，兴趣和爱好对老年人来说更为重要，它既可丰富生活内容，又能激发对生活的兴趣，而且对大脑是种具有积极意义的休息。它能协调、平衡神经系统的活动，使神经系统更好地调节全身各个系统、器官的生理活动，对延缓衰老、预防老年痴呆都有积极的作用。凡长寿者多有兴趣和爱好，他们通过这些兴趣、爱好，使自己的心情愉悦，同时也可调节内脏功能，促进新陈代谢，无形中给长寿创造了良好的条件。

现代中国人接受的教育几乎都是应试教育，学习的目的就是为了考出好的成绩，是为了考一个好的大学，不大重视兴趣爱好的培养，所以在还在孩童时期，兴趣爱好就已成为大家共同的弱项。当步入社会参加工作以后，生活的压力又迫使很多人放弃了原本就不多的兴趣爱好。但当步入中老年的时候，空闲时间突然多了起来，因为没有什么兴趣爱好，很多人往往不知道怎么去分配这多出来的时间，于是就把注意力紧紧盯在儿孙身上，甚至会过度干涉儿女的工作和生活，造成家庭关系紧张。

反过来再看看国外的教育理念，他们推崇的是梦想教育，教给孩子的是要有自己的梦想，这个梦想是要通过自己的努力才能实现的。成绩对于他们来说并不是最重要的，他们注重的是孩子的综合能力和动手能力，兴趣爱好的培养是学校教育中重要的一环。所以他们的晚年生活，要比中国人的晚年生活更加丰富多彩。

对于我们来说，已经过去的岁月是无法挽回的，当步入中老年以后再来指责当年的教育问题已经没有任何意义。最好就是从现在起，有意识地为自己发展一两门兴趣爱好，以免退

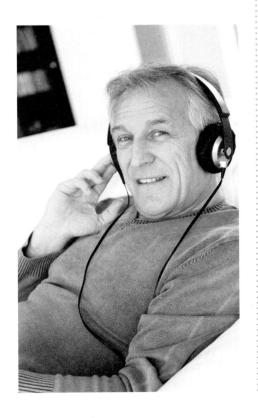

休以后变得无聊和无趣。如果已经退休了，更要好好利用这难得的空闲，把丢掉的兴趣爱好捡起来，好好拾掇拾掇，让它们也"老树发新枝"，精神焕发起来。

✳ 怎样选择兴趣爱好

那么，怎么选择适合自己的兴趣爱好呢？

一般来说，喜欢安静的中老年人可以选择养花、养鱼、欣赏音乐、集邮、绘画、练书法、写回忆录等，这些爱好能够松弛肌肉，使血压平稳、心律稳定、呼吸均匀，并可防治神经官能症、高血压、溃疡等多种疾病，不仅有利于老年人的身体健康，更可陶冶性情。

而有些身体素质比较好，年轻时就爱好体育锻炼的老年人则可以选择打太极拳、打乒乓球、打羽毛球、爬山、游泳、旅游等。我们都知道，老年人适当地进行体育锻炼可使肌肉强壮有力，可促进细胞的新陈代谢，同时可改善骨骼脱钙现象，还能增强心脏、血管、肺、胃肠等器官的功能，延缓内脏器官的衰老，这真是一举两得，既消磨了时光又锻炼了身体。

7. 保持通风多晒太阳

> 阴暗潮湿的房间不仅会让人产生不舒服的感觉，长期居住在这种环境中还会影响身体健康。因此，我们应该选择住在日照充足、空气流通良好的房间。

要知道，拥挤的居室、污浊的空气，很容易让我们患上呼吸道或消化道疾病；潮湿、阴冷的居室，易使我们患关节炎；背光或阳光不好的居室，更会大大增加骨质软化的概率。而且，一个人若是在灰暗的房间中待久了，会让人产生寂寞的感觉，可能会影响心理健康。

❋ 光线充足的好处

天然的光线不仅能给人在视觉上带来舒适、欢快和明朗的感觉，阳光中的紫外线还具有杀菌能力，能够给人体充分"消毒"。适量的日光照射还能改善皮肤和组织器官的营养状态，尤其冬季可以令照射部位血管扩张、血流量增加、温度升高，使我们感觉温暖、舒适、愉快。另外，充足的阳光直射也可以降低患骨质疏松症的概率。

❋ 窗户的重要性

房间一定要有窗户，且门窗要经常擦拭。当窗面玻璃有灰尘存积时，光线可损失35%～50%。明亮、干净的门窗，不但让人能够享受到阳光的温暖，还能获得充足的光线。房间应该装遮光窗帘或百叶窗，以防止白天休息时，阳光直射到我们的头面部，影响休息。晚上休息时，如果没有窗帘，也会影响睡眠。

❋ 养点盆栽保持生气

另外，可针对个人喜好，在房间内或阳台等位置放置一些盆栽。绿色植物不但能使房间内富有生气，还可调节室内的温湿度，保持室内空气清新。空间允许的话，可在花前摆放躺椅、藤椅等，创造出一处舒适的休闲空间。

8. 以步代车更利健康

> 现代都市，交通比较发达，很多人出门的时候，不是坐车就是自己开车，过着以车代步的生活。其实，从健身的角度看，若是距离不远，坐车不如骑自行车，骑自行车又不如步行。

步行就是不拘形式、闲散、从容地踱步，这是一种全身运动。在缓步行走时，可使全身关节筋骨得到适度运动，还能锻炼腿部肌肉，促进血液循环，更能消除精神疲劳，令心情愉快。另外，适当有效的步行可以明显降低血脂，预防动脉粥样硬化，防止冠心病发生。因此，步行对于高脂血症患者来说，不仅能强身健体，而且可以治疗疾病。特别是对于中老年人来说，相比起其他的运动，步行就成了最好的运动方式。

❋ 以步代车也是养生

人类脑神经细胞活动随年龄的增加而衰退，特别是和思考、记忆等信息处理有关的颞叶功能的衰退更为明显。据美国科学家研究，平均65岁的老人，经过半年步行运动后，额叶外侧的颞叶和前部扣带回的厚度增加，集中注意力测试成绩提高11%。这是因为走路时大腿有力的肌肉活动，能将大量的氧输送到脑部，刺激大脑分泌有利于脑细胞生长的物质，使颞叶增厚，能明显减少走神、遗忘等大脑功能衰退现象。俗话说："三分医，七分养，十分防。"可见养生的重要性。而散步正是最方便、简单的养生方式之一。

❋ 怎样才能走出健康

专家建议，步行的时候，最好采用2分钟慢走、3分钟急行的"间歇走"，使呼吸加快，稍许出汗。每周3次，每次40分钟为宜。长期坚持，能使膝关节更灵活，走路更轻便。需要注意的一点是，多数老年人都有骨质疏松的情况，所以步行时不宜太劳累，以免导致骨折。朋友们，让我们从步行开始，走出健康，走出长寿。

9. 夏季谨防空调病

> 在炎热的夏季里，空调已经成为大部分人必不可少的消暑工具。但是空调在运行过程中，会产生大量的冷凝水，使室内的空气变得越来越干燥。

在夏季，大家往往将"空调病"误认为感冒。另外，许多老年人承受不了冷热交替刺激，还容易引起中风或老年慢性支气管炎复发。

✳ 什么是空调病

那么"空调病"这一疾病又是如何产生的呢？在使用空调时，我们一般会选择关闭门窗，空间相对密闭，空气流动性也差，导致细菌、病毒等微生物不断滋生。特别是我们这些上了年纪的人，身体抵抗力较弱，很容易被病菌入侵，出现头昏、打喷嚏等症状，也就是所谓的"空调病"。

除此之外，当我们处在炎热的户外，为了排汗，全身毛细血管都处于张开状态。回到空调房，一吹冷风，血管会急剧收缩，血流量也会下降，身体一时无法适应，同样会导致"空调病"的产生，甚至还有中风的可能。

✳ 空调温度要适度

因此，空调的温度应适宜，夏季最好控制在27~28℃，冬季在19~22℃。晚上如果开空调睡觉，最好在房间里放一小杯水，起夜时可关掉空调，给房间换气。开冷风的时候，空调口不要直接吹向人体。而且，使用空调的房间要注意通风，每小时开窗或开门1次，每2周要清扫空调机1次。如果有条件，室内可配备负离子发生器、空气过滤器或杀菌灯等。

从室外进入空调房时，不妨采取分段式的方法。先在室外阴凉处待几分钟，之后再进空调房，让身体有个缓冲，能适应低温环境。为了避免肩颈受风，不要在空调房内穿过于暴露的衣服，还可以在肩颈处加一条薄毛毯，防止肩颈关节受凉。

10. 运动要适度

> 我们每天都应该适当地锻炼身体，总比整天坐着好。但是运动一定不能过量，不然会适得其反。尤其是早晨，要锻炼的话一定要注意天气和自身身体状况。

因为工作的原因，我总是在早上六七点左右出门上班，在小区里总会看到不少老年人在晨练，有打太极拳的，有慢跑的，也有在健身器材上活动筋骨的。天气好、气温舒适的时候，老人多一些。即使在冬天，也能看到有些老人仍在坚持锻炼。

❋ 锻炼也需适度

每天坚持锻炼身体，有益于增强体质，但锻炼的方式和运动量须根据个人的特点和自身的实际情况而定。每次锻炼的时间不要超过1小时，不能造成身体的过度疲劳。因此，只要感觉心跳略微加快，略有气急感就可以停止了。

像太极拳、气功、慢跑、徒手操等柔和、缓慢的活动都比较适合我们早起锻炼。如患有肺气肿、动脉硬化、冠心病、糖尿病等疾病，则以散步为主，以免发生意外。

很多人认为早上空气清新，大多选择在这个时候出来活动筋骨。但清晨的雾气寒凉，最容易伤人。如遇上大雾弥漫的天气，更应该立即停止外出锻炼。

❋ 晨练的时段安排

晨练的时间应安排在太阳初升后，并注意保暖。如果时间太早的话，光线不明，气温也比较低，在这样的环境中锻炼，容易摔倒或受凉，从而诱发感冒、心绞痛、心肌梗死或脑卒中（中风）等疾病。尤其在冬天和初春时节，天气寒冷，更不可提早出门锻炼。

另外，如果早晨要参加锻炼的话，应当先适量进食，饭后休息片刻再去锻炼。因为空腹锻炼容易引起低血糖，使人感到头晕、目眩，甚至发生昏厥。

11. 万事以平常心对待

> 人们常说: "性格决定命运。"这是很有道理的,性格不但影响人的工作和生活以及人际交往,还会对人的健康产生直接而深远的影响。

我们了解到的那些养生专家或者长寿老人,都给我们一种沉着稳重、临危不乱的感觉,而那些性格急躁、做事只讲快的人却是心脏病、高血压和中风等疾病常常光顾的人。

✳ 人的性格的分类

心理学上常把人的性格大致分为A型性格模式和B型性格模式。其中A型性格的人缺乏耐心、有时间紧迫感、争强好胜、富有攻击性、甚至怀有敌意。因此,A型性格的人要是自身能力较强,则在事业上可以取得一定的成功,但是人际关系往往会处理不好,容易得罪人;而要是自身能力较差,则可能事事受挫,而且人际关系紧张。然而,性格急躁的A型人容易出现内分泌紊乱、血压升高等应激反应,长期处于这种状态固然会导致各种疾病,尤其是心脏病、中风等心脑血管疾病。

与A型性格相反的是,B型性格的人则显得心平气和,遇事处之泰然、随遇而安,这种外在表现与中医中说的阴阳平和体质的性格特征是类似的。阴阳平和体质是中医认为的最健康的体质,因此,拥有B型性格的人更不容易患上各种疾病。

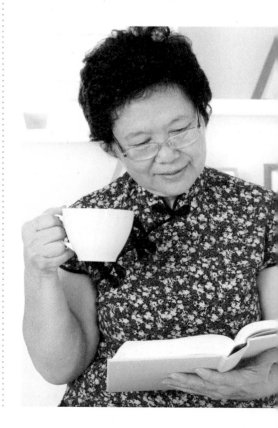

汪先生今年49岁，是某工厂经理，工作内容是每天负责管理该厂的生产进度。汪先生对老中医说，最近这段时间，他经常感到胸闷，肝部时不时感觉疼痛，特别容易发脾气，睡眠质量也不好。所以他想通过中医，好好调理一下身体。

在看诊的过程中，他的手机就响了好几次，接了几个工作电话，态度都比较急躁，经常说到一半就开始生气上火，声音很大。就像他自己所说的那样，他平时的确很容易发脾气。

经过仔细检查，老中医告诉他，他身上出现了肝郁气滞的症状，并给他开了能疏肝理气的药，让他平时做事不要太急躁，要心平气和，并且要通过合理的途径排解不良情绪。否则毛病会越来越严重，甚至可能引发肝病。汪先生听了之后，十分惊讶，他不明白，他只不过是爱发脾气而已，怎么就扯到肝病上去了呢？

❋ 肝郁气滞的危害

中医认为："肝为刚脏，喜条达而恶抑郁，在志为怒。"翻译过来的意思就是：肝属于刚强、急躁的脏器，喜欢舒畅柔和的情绪，不喜欢抑郁，其情绪表现主要为发怒。怒会伤肝，就是因为肝主疏泄，一旦疏泄太过，情绪往往会变得较为亢奋，血气上涌，伤害肝脏元气，从而造成肝郁气滞，引发机体功能紊乱，让身上很多地方都不舒服。虽然肝郁气滞不是什么大病，但是长期放任不理，不采取措施干预，久而久之，就会影响脾胃运化，损伤心血管系统，更会影响肝脏健康，引发肝病。

❋ 愤怒的危害

现代医学研究也证明，愤怒会使人呼吸急促，血液黏度增大，肾上腺素分泌剧增，脑动脉、冠状动脉紧缩变窄，引发胃肠痉挛，极易发生卒中、猝死。要使身体健康，就要学会养肝，改掉脾气大的毛病，尽量不发怒，也不要强迫自己不发火而独自生闷气。

为了自身健康，做事哪怕慢一些也好。尤其是中老年人，人生经历了这么多事，积累了这么多经验，更应该表现得成熟稳重，保持一颗平常心。这也有利于远离心脑血管疾病，延年益寿。

12. 无障碍装修适合家居

> 在非雾霾天气时，我们应该打开窗户，增加室内氧气的含量，使新鲜的空气能进入到室内。空气流通与温度的变换可以刺激皮肤血液循环，增加汗液的蒸发和热的消散，使人感觉舒适。

创造一个良好的居住环境对任何人来说都非常重要。特别是当我们上了年纪后，由于视力下降，腿脚不太利索。在装修住房时，就要考虑到精简和防滑，尽量要将室内装修设计成无障碍型的。

❋ 低高度的家具

房内的家具高度应低于常规装修的尺寸设计，建议选择矮床、矮柜、矮组合，以方便使用、不经常爬高取物为准。沙发不宜过软、过深和过矮，更不要坐下去站不起来。

家具质地应多以木质、皮质、藤质为主，不宜使用钢质、玻璃等硬性家具，应以环保型无毒无害的绿色、天然材质为佳。

家中经常走动的地方都要考虑设置能让人舒适地坐、靠的座椅和沙发，同时设置方便放置手中物品的茶几或小桌面，这类设置应以圆滑的造型、牢固为主。对于上了年纪的人来说，再多的安全保障都不为过。随着年事渐高，我们开始行动不便，起身、坐下、弯腰都成为困难的动作。除了家人适当的搀扶外，设置于墙壁的辅助扶手也能成为我们日常起居好帮手。

❋ 防滑的地板

地板最好不用釉面砖，以优质无釉砖、防滑砖、木地板、强化地板等为佳，并要及时擦干水或油渍，为防止打滑，可铺上几块小地毯，地毯要粘牢，以防滑动。忌用花里胡哨或几何形图案的地砖，防止产生眼花缭乱和高低不平的视觉偏差，导致滑倒。

❋ 门槛设计

为了避免绊倒，在出入的房间门口、过厅、走廊等处不要设门槛，如

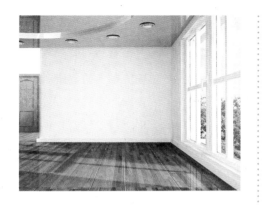

无法避免，可在门槛处垫一块有倾斜度的木板，形成斜坡，而且木板应固定好，不可滑动，以便行走。同时应特别注意卫生间、厨房、餐厅、卧室与客厅的地面保持相平。

✳ 明亮的光线

室内采光、照明应充足，尤其是厨房、卫生间应更加明亮，最好有强弱两套照明设施。客厅、饭厅、书房、寝室也应有充足的光线和方便的灯具。

床头应设床头灯或台灯，以方便夜间使用。床头灯最好选光线可调节的，开关应设置在易触及的地方。另外，可以在卧室通往卫生间的走廊间安装地脚灯，方便晚上照明。卫生间的照明开关也最好安装在门外，以方便使用。

✳ 电线及家具的布局

家用电线的软线要压在地毯下，或者固定在墙壁上和地板的角落里。室内的家具应从实用出发，宜少不宜多。家具外露部分应尽量减少棱角。

卧室的布局应是陈列式的，家具的造型不宜复杂，以简洁实用为主，可按均衡对称的方式沿墙布置，避免造成室内通行的不便，还能拥有更大的活动空间。

✳ 卧室配备卫生间

如果条件允许，最好在房间内配置卫生间设备，以方便起夜使用。门要向外开，当老人在卫生间内突然发生意外时，其他人能及时、方便进入，使老人得到及时救护。

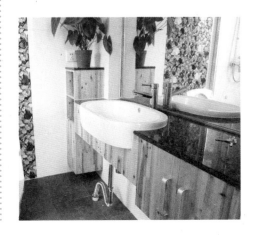

13. 老人的床品怎么选择

> 睡眠质量的好坏不仅关系到第二天的精神状态，更是对人的健康有深远的影响。

床品是否合适对睡眠至关重要，尤其是对体弱多病的中老年人来说，更应该挑选适合自己身体状况的床上用品。

陈女士曾向老中医咨询，说她准备把父母接来一起住，可是父亲颈椎不太好，市面上的床和床垫种类繁多，挑得人眼花缭乱，却不知道什么样的床和床垫可以帮助缓解父亲的身体疼痛。她让老中医帮她参考参考，提点建议。

❋ 选择好床保护腰

随着年龄的增长，人的腰椎逐渐开始老化，骨质开始疏松，甚至出现腰肌劳损、腰椎间盘突出、腰腿痛等病症。我们在经过一天的坐、立之后，如果在夜间睡觉时仍然不能让身体得到充分休息，会让颈椎、腰椎间

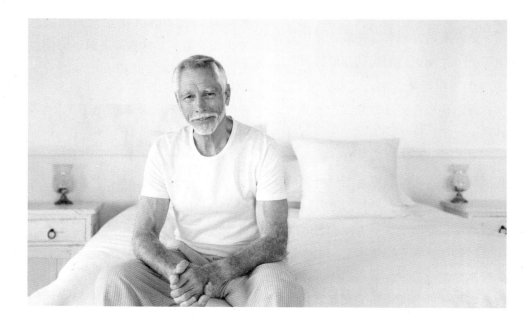

题变得更严重。为了身体健康，更要精心挑选一张合适的床，高矮要便于人上下床，最好不要靠墙摆放，以方便两边上下床，应该为老人配备扶手与床护栏。床垫软硬要适中，过软的床容易凹陷引起腰疼，太硬的床又易导致身体受压。

❋ 精选被褥护皮肤

挑选被褥应注重柔软度和透气性。羊毛被保暖性较佳，吸湿透气都很不错；天然蚕丝被虽价钱较为昂贵，但内胎不易饼结，还富含纯天然动物蛋白，宜与人体皮肤接近，具有很好的亲肤性；羽绒被柔软而富有弹性，回弹性奇佳，使用时格外干爽和舒服；棉花被性价比高，天然柔和，特别适合对化纤产品过敏、有气管或哮喘类病症患者使用。大家可以根据自己的需求自由选择。

被子盖久了，一般都会有异味，还会存留一些人体的皮屑、汗液和油脂等，滋生细菌和螨虫。所以，我们应勤洗勤换被褥，每隔3个月就要在大太阳底下暴晒一次，可以利用紫外线灭杀细菌和螨虫，还可以让棉絮膨胀变松。

❋ 选择合适的枕头

年纪渐长，我们的颈椎支撑力也渐渐变弱，软硬适中的枕头可保持身体原有的形状，以可下压1/3～1/2为宜，这样可支撑身体自然弯曲的颈部和头部，如木棉枕、荞麦皮枕等。

枕头高低以7～8厘米（或6～13厘米）高为宜，过低容易使血液流向头部，刺激大脑，造成失眠，并容易引起眼浮肿；过高会造成颈部、肩部肌肉僵硬酸痛，导致睡眠时打呼噜。

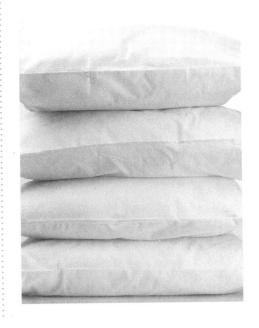

14. 种花弄草陶冶身心

> 在家里摆一些盆景可以很好地改善室内的环境，有利于家人的健康。这些花草平日的养护也要花上不少的时间，但对于退休后的老年人来说再适合不过了。

其实种花弄草也不简单，室内花草如果挑选、摆放不当，不仅对健康无益，还有可能带来健康隐患。

✳ 养花的好处

生活实践证明，养花不仅能陶冶性情，还能益智延寿。在尽心养护花草的同时，花草也同样在滋润着我们的身心，使我们感受到一种平静的愉悦。养花还需要进行移盆、换盆、松土、施肥、浇水、剪枝等劳动，从而达到全面锻炼身体的目的。而且想要养好花，还需要不断学习，充实自己。比如花的构造、色彩、香味等涉及植物学、化学等学科知识；花卉的光照、温度、空气、土壤、水分、营养元素的关系又涉及自然科学的各个领域等。

每个爱好花卉的人都希望自己亲手莳养的花卉能常开常香，但不掌握上述科学知识，是很难达到这一目的的。这就要求我们多学习、多实践，从而可以间接丰富精神生活。

有一些花草是不适合在家庭中种植的。夜丁香夜间会散发浓香，如长时间摆放在客厅或卧室内易使人头晕、失眠，甚至气喘；郁金香花朵中含有毒碱，如长时间与其相伴，会让人感觉头昏脑涨；万年青的汁液内含有毒素，人皮肤接触到会引起奇痒、皮炎；含羞草体内的羞草碱如与人过分接触，会使人毛发脱落；一品红枝叶流出的白色乳汁，会刺激皮肤，引起变态反应；水仙花全草都有毒，主要含石蒜碱、水仙碱等，其鳞茎内含拉克丁，误食后会引起肠炎、呕吐、下痢，严重的会产生痉挛、麻痹，它的叶子和花能使人皮肤红肿，因此养植时要格外注意。

养花种草本来是件惬意的事情，但如果不了解其属性，不掌握科学的种植方法，可能适得其反。所以说，养花要有所选择。

❋ 养什么花也需要因人而异

❶ 气虚体弱及患有慢性病的老人可种养人参。人参一年可观赏三季。夏季，人参伞形的花序上开满白色、绿色诱人的花朵；秋季，粒粒红果映着翠绿的叶子让人心升怜爱。而且，人参的根、叶、花、种子都能入药，对强身健体有着比较好的效果。

❷ 患有高血压、小便不利的人，可种植一些金银花、小菊花。把金银花和小菊花的花朵晒干后，装填枕头或冲茶泡饮，有清热解毒、降压醒脑、平肝明目之效。

❸ 患有肺结核的人可种些百合。百合不但花形淡雅，鳞茎与花还可入药，有镇咳、平惊、润肺的功效。

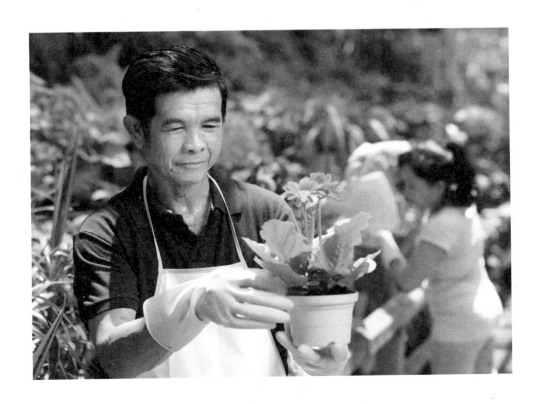

15. 如何配备拐杖轮椅

> 年纪大了之后，人的骨骼会变脆而容易骨折，关节也不再那么灵活，肌肉也会渐渐萎缩，这些因素都导致了老年人的行动能力变差。因此，拐杖和轮椅是老年人必备的行动工具，应当慎重选择。

当我们上了年纪后，应考虑给自己配备一根拐杖和一辆轮椅，不仅方便出门，在家时也可以方便行走。

❋ 要怎么选购拐杖

选择拐杖时应贴合自身的身材，不能太长或太短。拐杖太长会使肩膀往上提，造成脊柱侧弯；拐杖过短需要弯腰，加重脊柱负担。

那么，如何才能测量出最适合自己的拐杖长度呢？我们可以穿上平底鞋，站直身体，两手自然下垂，然后用尺子测量手腕部皮肤横纹至地面的距离。所测出的尺寸，就是最适合我们的拐杖长度。也可以用公式推算，拐杖长度=0.72×身高。

走路较稳的老人只要单只脚的拐杖就可以，年纪较大或有中风史的老人可以用四只脚的拐杖。我们还可以考虑给拐杖套上拐杖脚套，能有效防滑防震。但套上拐杖脚套后，拐杖的

总体长度会增加2厘米左右。所以在选择拐杖时，就要把拐杖脚套的长度考虑在内。

拐杖的材质大多为木头、藤、竹或铝合金制的，材料的种类虽然多，但选购时要注意坚固耐用，而不是越贵越好。

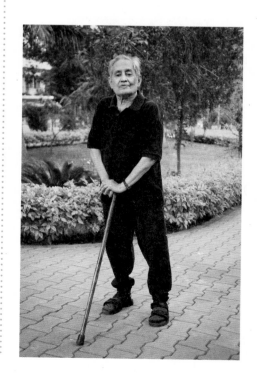

不同材质的拐杖

◇ 木质拐杖质地坚硬，根据使用的木材不同，价钱也有很大差别。部分木质拐杖还具有行气活血的养生价值。

◇ 藤质拐杖韧性强，粗细适度，手感非常好。

◇ 竹质拐杖轻巧且具有弹性，性价比高。

◇ 铝合金质拐杖一般为医用拐杖，结实耐用，具有很高的抗腐蚀功能，使用年限也比较长。

材质虽多，但我们选择时应优先考虑其承重性。拐杖本身的轻重也要合适，这样用起来才不会感到累。

✳ 怎么选购轮椅

选购轮椅时，要特别重视座位的宽窄和深浅，靠背的高度，脚踏板到坐垫的距离。如果不适合，很容易使乘坐者相关着力部位的血液循环受影响，造成皮肤磨损，甚至产生压疮。

最好能亲自试坐轮椅。坐下后，臀部两侧应保留2～5厘米的空隙；臂托部位要不高不低，要能舒适自然地将手臂放在臂托上；靠背上缘要达到肩胛冈处为宜；脚踏板距地面高度应为5厘米左右。除此之外，还要测量轮椅的整体尺寸，不能大于居家房门，以免卡在房门处不能进出。

部分脑中风患者虽无站立问题，但整体平衡功能受损，走路时易跌倒，这类老人选择普通轮椅就可以了。有些老人虽能行走，却因关节疼痛、偏瘫等问题走不远，或因身体虚弱，走起路来气喘吁吁，则建议使用电动轮椅。如已无法站立，最好选择可拆式扶手轮椅，可以从轮椅侧面移动，减轻负担。如需长时间坐轮椅，臀部组织长期受压，很容易造成褥疮，应在座椅上加一块气垫或乳胶垫，分散压力，以免久坐疼痛或有闷热感。总的来说，拐杖和轮椅的选择要以用着舒服、出行方便为原则。

16. 房事无须过于刻意

> 男女之间的情欲是阴阳自然之道，也是生儿育女的需要，更是人世间的一大乐趣。性爱并不仅仅是为了繁殖后代，还能增进男女双方的感情交流。

适度愉快的房事有益于健康，但如果身体不适或体力不足还要刻意行房，则会损害身体，甚至折损寿命。因此，房事问题应当以顺其自然为原则，不必勉强。

✳ 房事不可过频

有些人认为，人老了之后就应该断绝行房。其实，这要根据自身情况来看。老年人随着年龄的增长，肾精亏耗，肾气衰减，性功能逐渐减退。《素问·上古天真论》曰："男不过尽八八，女不过尽七七，而天地之精气皆竭矣。"即男人64岁之后，女人49岁之后，精气就开始衰竭。因此，这是一个自然的过程，步入老年之后应当减少行房次数以顺应这个过程，以免肾精过快衰竭。有不少人上了年纪后仍保持良好的性欲，或性欲开始减退，却没有完全消失。

✳ 保持适度的性生活

人到中老年，保持适度的性生活也是一种养生方法，强行压抑性欲反而伤身。但行房时要制定合理的性生活频率，控制情绪和频率，不要过度兴奋和过急行动，以免增加心脑血管负担。中老年女性在进行房事时，容易受到阴道干涩的困扰，可以预先准备润滑剂，提高房事质量。房事前还应该尽量避免洗热水澡，可以用温水清洗私处，保持清爽便可。房事后应静躺一会，喝杯温水，以恢复消耗的体能。

总的来说，行房应当以两性的快乐为基本原则，根据双方的身体强弱来决定行房的频率。既不能有性需求而强行憋着，也不能纵欲过度，导致体质变得虚弱。

17. 科技让生活更精彩

> 现代科技的发展日新月异，各种高科技产品层出不穷。追求各种新奇的科技产品是很多年轻人的爱好，越来越多的中老年人也加入这一行列。

高科技产品给我们的生活带来许多便利，大大地丰富了生活，但过度沉迷于高科技产品会对健康造成损害，所以要适可而止。

✳ 科技使生活更便利

自从苹果手机问世以来，本来对电子产品不感冒的许先生，也加入了"果粉"的行列，身边的很多朋友，也是手上一台iPhone，包里还装着一台iPad。其中一些人对这类电子产品的追捧度，丝毫不比年轻人差。

这些智能终端产品确实给我们的生活带来了很多方便和乐趣，如微信和QQ可以让我们通过网络交朋友，扩大交际圈，也丰富了老人和儿孙们的沟通方式。网络上有很多的游戏可供我们玩，增添了生活乐趣，益智类游戏可以延缓大脑的衰退。很多智能穿戴设备可以记录我们的心率、睡眠状况、运动数据等健康指标，还有定位功能，这样就不用担心外出时走失了。除此之外，还可以一边散步一边收听广播，在旅游时也可以用来拍照片，不用额外携带相机，大大减轻了负重。

✳ 切勿沉迷于电子产品

然而凡事过犹不及，过度沉迷于电子产品会影响视力。特别是上了年纪的人，长期对着电子屏幕，用眼过度，很容易加重老花眼，还会让眼睛的晶状体浑浊，让白内障提前到来。为了避免这些情况，在使用电子产品工作与娱乐的同时，还应该要注意适度使用。比如下班后或者节假日休息的时候，尽量少窝在家里"陪伴"智能手机、平板电脑，而是选择去郊外与大自然来个亲密接触，或者打打球、爬爬山、逛逛街，给疲累的身心放一个小假，也让电子产品好好休息一下。

Part 06
穿戴展现智慧

日常穿衣是一门很大的学问，

懂得穿衣打扮，

不但可以塑造良好形象，

也会赢得别人的尊重和喜爱，

和别人的交往也会变得顺畅。

更重要的是，

穿衣与身体健康息息相关。

只有穿得舒适暖和，

以及懂得保养容颜，

人才会健康而又显得充满活力。

1. 保持魅力凸显形象

> 年轻的时候，要出入各种社交场合、要上班、要找对象，因此形象很重要。年纪大了之后，虽然不用找对象，社交活动也少了，但我们仍然要注重自己的个人形象。

美好的外表会让自己更加自信、快乐，并得到他人尊重。

✳ 个人形象极为重要

前段时间，老徐在街上遇见了老邻居的女儿。老徐从小看着她长大，她结婚时，老徐还去喝了她的喜酒，可自从搬家后，他们已经有十几年没见面了。以前，她长得清秀，身体挺苗条，也爱打扮。可步入中年后，她的身材有以前的2倍宽，头发杂乱，穿着睡衣，跋着拖鞋。如果不是她主动叫住老徐，老徐还真认不出来了。这是多么令人遗憾的事情。很多女性一进入更年期，只知道工作或做家务，连最起码的梳妆打扮也不在意了。

亲爱的中老年朋友们，千万不要认为：年纪一大把了，自己觉得怎么舒服就怎么穿呗。至于护肤保养，简单擦点乳液就可以了啊。要知道，现

如今美丽的形象可不单是年轻人的专利，同时也是中老年人的追求。尤其是处在社会中坚层的中年人，大多还在社会上打拼，个人形象就像是自己的名片一样，怎么能不引起重视呢？得体的个人形象，会给人良好的第一印象。

✳ 注意形象展示优雅

有研究指出，旁人对你的观感，只有7%取决于你说话的内容，有38%取决于你说话时的语气与手势，剩下的55%都取决于你的外表。由此可见，一个人的外在形象，将会直接影响到他人对你能力的肯定。如果你穿着邋遢，完全不注重外表，旁人也很难相信你是一个有智慧、有能力的人。所以，就算上了年纪，也要注意自己的形象，展示出自己的风采。即使老去，也该优雅地活着。

2. 年过四旬也要保养

> 人到中年，你的身体开始悄无声息但却坚定不移地走下坡路。你会发现，你的皮肤变得越来越干燥，更难锁住水分。上眼睑开始下垂，眼睛下方出现眼袋，额头与眼角都悄悄地出现了皱纹。

尽管衰老是无法避免的，但你可以通过保养，让衰老的速度变得慢一点，再慢一点。生活中有不少人都很注重保养皮肤。在影视圈中，也活跃着不少四十多岁，甚至是六七十岁的女明星，她们成熟优雅、淡定从容。只要多花点心思、保养得宜，我们普通人也可以像她们一样永葆美丽。

✳ 如何护肤

在肌肤护理上，应重视清洁卫生，认真洗脸洁肤。如果皮肤状态不好，可在清洁后敷个面膜，唤醒肌肤活力，可让整个人看起来更加精神。白天注意防晒，晚上加强滋养。护肤品的选用也是一门学问，不同肤质、性别、年龄的人适合不同的护肤品。

皮肤的保养是一个涉及多方面的过程。如平时多吃一些新鲜蔬菜和水果，不熬夜，保证睡眠的充足，在这基础上再选用适合自己的护肤品，就能很好地保持皮肤光滑、有弹性，延缓衰老的发生。

护肤品的选择技巧

◇ 干性皮肤要侧重保湿，油性皮肤要注意清洁，混合性皮肤要保持水油平衡，过敏性皮肤要避免护肤品中的刺激成分。

◇ 护肤品的选用也分男女：男性最好选择能深度清洁的护肤品；女性选择护肤品除了要适当清洁，也要注意保湿。

◇ 不同年龄阶段的选用方法不同。

3. 化淡妆才能终生美丽

> 俗话说"三分长相，七分打扮"，化妆对于女人来说是非常重要的。恰到好处的妆容，可以让女人看起来容光焕发、自信满满。到了更年期，女人在容颜上开始衰老，皮肤松弛，皱纹增多，心理上也会随之产生失落情绪，这时就更需要化妆了。

给自己化一个淡妆，不仅让自己外表看起来更年轻，心理上也能获得极大的满足。不过，中老年人的妆容，要化得优雅、得体，也是有一些小技巧的。

底妆：上了年纪后，皮肤会比较干，应该用保湿的粉底霜。粉底霜可以掩盖住脸上深浅不一的斑迹和黄色，使皮肤显得细腻柔滑。粉底霜的颜色一定要和脖子接近，绝对不能太白，否则会显出皱纹。如果皮肤上有斑块，可用遮瑕霜进行遮盖。注意不要施太多粉，只需要薄薄的一层就已经足够了，否则脸上依然会显得有很多皱纹。

眉妆：眉形应庄重、大方，避免过分修饰眉形。通常用棕色或黑色眉笔稍加修饰，眉的轮廓不要太明显，两端浅、中间深。并且用刮眉刀刮掉多余的杂毛，令眉形看起来更完美。

眼妆：眼影一般选用深色，不

可使用闪光粉彩和油质的眼影。白发或灰白发的妇女用灰蓝、雪蓝更为适合。可在整个眼睑上抹一些浅咖啡色的阴影粉。上眼睑的眼线可用蓝色、绿色、浅棕色，下眼睑的眼线最好使用蓝色，贴着睫毛的根部画，中间不能留有空隙，这样可令整个眼妆看起来更美更自然。睫毛膏以黑色或蓝色为佳，可适当刷浓一些，但不要戴假睫毛。

腮红：应在脸颊外侧刷轮廓线，以免使轮廓太显眼。宜选择浅色的胭脂，最好与底色相近，薄施一层即可。颜色不可过艳，且用量要少。

唇妆：口红能为中老年人的皮肤增添重要的光彩。一般选用浅色口红，先用唇线笔画出唇的轮廓线，然后再涂上口红，上唇涂深一些，下唇涂浅一些，使唇形显得更加好看。当然，根据个人爱好还可选择颜色较深的口红，但颜色别太艳为好。

4. 消赘肉不能靠塑身衣

> 随着年龄增长，我们体内的新陈代谢相应变慢，体内脂肪含量增加，腰腹部也堆积了赘肉。于是，很多人选择穿紧身衣塑身，来快速雕塑身体曲线。但塑身衣治标不治本，只能让人看上去瘦一点而已，脱了衣服，马上就原"形"毕露了。

由于塑身衣会紧紧包裹住腹部，长期穿着，会让腹腔内的肾、脾、肝、胃、肠等器官受到压迫，内脏及其神经系统长期处于紧张状态，会导致胃肠功能不断降低，消化系统功能减弱，最终造成便秘。在临床上，长期束腰引发痔疮的患者，也很常见。更严重的是它还会影响内脏器官的血液循环，甚至可能导致肝坏死或部分肝组织萎缩。

❋ 穿戴过紧导致不适

据研究，塑身衣穿戴过紧，也会影响人的呼吸，束缚胸部不能充分扩张，肺组织因微循环障碍也不能充分舒展，吸入空气量减少，从而妨碍人体全身的氧气供应，易产生脑缺氧、头皮发麻及上肢酸痛、头晕、恶心、胸闷不适等症状。

❋ 紧身内裤易致疾病

穿着塑身的紧身内裤还会使阴部的分泌物聚积，在湿闷环境中无法散发，细菌繁殖加快，刺激外阴引起外阴炎，逆行感染又会诱发阴道炎、盆腔炎、尿道感染等。

如果实在是特殊情况，需要穿着塑身衣，建议选择透气性好、弹力好的，每次穿着不要超过4小时，且不能天天穿，更加不能穿着睡觉。

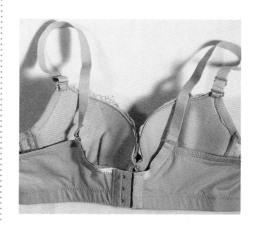

5. 穿衣讲究五色对五行

> 对于穿着打扮来说，衣服颜色的搭配是很重要的一个方面。中医养生观点认为，五行对应五色，不同颜色衣服的搭配有不同的意义。掌握不同的衣服颜色搭配方法，不仅有利于自身形象的塑造，还具有一定的养生价值。

五行是中国古代的一种物质观，多用于哲学、中医学和占卜方面。五行指"木、火、土、金、水"。古人认为大自然由五种要素所构成，随着这五种要素的盛衰，而使得大自然产生变化，不但影响到人的命运，同时也使宇宙万物循环不已。

五行关系对养生具有重要指导意义。中医将以五脏配属五行：肝主升而归属于木，心阳主温煦而归属于火，脾主运化而归属于土，肺主降而归属于金，肾主水而归属于水。而《黄帝内经》中讲述的五行与五色的搭配关系是：东方木，在色为苍；南方火，在色为赤；中央土，在色为黄；西方金，在色为白；北方水，在色为黑。

也就是说，为了身体的五行平衡，在衣服色彩的选择上，不要一味偏好于某一种颜色。但很多人步入中年以后，衣着色调偏向素雅，到老年更是色彩单调，只剩下黑色、蓝色、灰色了，以为这样才能显得稳重。

❋ 穿衣也需鲜亮

其实，人上了年纪，更需要穿颜色鲜亮的衣服。因为，鲜亮的颜色可以使人显得更有亲和力，不信大家可以观察一下身边的人，穿着深颜色的人我们一般会感觉比较严肃庄重，而穿一身浅黄或粉红的人，即使不笑，也会让人感觉是开朗和活泼的，自然也就比较容易亲近。我们不管多少岁，都很需要与人交流，穿得鲜艳一点很有必要。

所以，中老年人非但要穿得鲜亮，而且还要讲究五行五色的精心搭配，配合时尚大方的款式，穿出自己的个性来。讲究穿衣配色，能够帮助中老年人开朗身心、延年益寿，具有重要的养生价值。

❋ 着装色彩的搭配原理

同种色相配

这就是把同一色相、明度接近的色彩搭配起来。如深红与浅红、深绿与浅绿等。这样搭配的上装与下衣会产生一种和谐、自然的色彩美。

主色调相配

这是以一种主色调为基础色，再配上一两种或几种次要色，使服饰的色彩主次分明，相得益彰。采用这种配色方法需要注意：用色不要太复杂、凌乱，尽量少用、巧用。

邻近色相配

这就是把色谱上相近的色彩搭配起来，产生调和的效果。如红与黄、橙与黄、蓝与绿等色的配合。

对比色相配

在不同色相中，红与绿、黄与紫、蓝与橙、白与黑都是对比色。这几组色彩在吸引人视觉感官的同时，还能产生出强烈的审美效果。

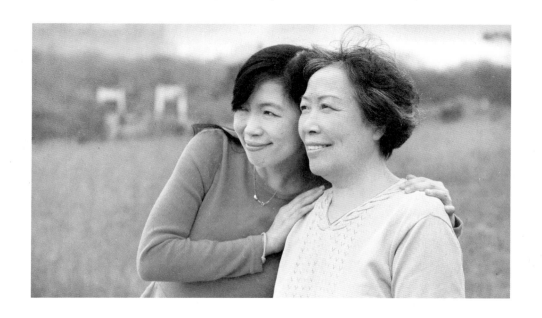

6. 巧妙的穿衣心法

> 美国科学家富兰克林曾说过："饮食也许可以随心所欲，穿衣却得考虑给他人的印象。"着装打扮不仅要注重舒适，更要学会根据不同场合来改变自己的着装，这既是对他人的尊重，也是塑造自身形象的需要。

现在中老年人的服装也像年轻人的服装一样五花八门，要如何挑选适合自己，又能显示出年轻气质的服装呢？下面我再来讲讲如何穿出中老年人自己的品位和气质：

❋ 符合身体条件

中老年人穿衣，要从自身条件出发，根据自己的身材条件选择服装，这样才能扬长避短，充分展示出个人的最佳形象。中老年人的衣服样式上应以庄重大方为主，色彩可以活泼些。比如不要一味地选择黑白灰三种颜色，或者单纯地选择单色衣服；衣服、裤子和鞋子的搭配应该适宜。另外，所选择的的服装，还应与自己的皮肤颜色相协调，如肤色白净者，各色衣服均可；肤色偏黑者，忌穿深色衣服；肤色黄绿或苍白者，宜穿浅色衣服。

❋ 注意场合

穿衣还要注意不同场合：普通场合，如上班时，着装总体上做到正规、文明、干净、整洁即可；庄重场合，如参加庆典、会议等活动时，着装应力求庄重、高雅、严肃；喜庆场合，如参加联欢会、婚礼等，着装可以时尚、潇洒、鲜艳、明快，但切勿穿得太过引人注目，以免喧宾夺主；悲伤场合，如出席葬礼、祭祀等场合，着装应素雅、肃穆、严整。

❋ 色彩的调和与点缀

夏日，老年女性可选穿一些自己喜欢的花衬衣，那么就要从上衣的色彩中选一种颜色作为下身穿的裙子或裤子的颜色。只要上下着装的颜色能有呼应关系，您穿着的服装色彩就显得调和，穿再花的衣服，也是花而不

俗的，能够显示出自己的气
质和个性。

点缀物也是穿衣打扮中
的重要角色，一般点缀物可
以用项链、耳环、围巾、帽
子、腰带、领带等。男士往
往穿着西装时，根据不同的
场合可用领带来起点缀作
用，领带既丰富了衣服的色
彩，也提高了情绪色彩。

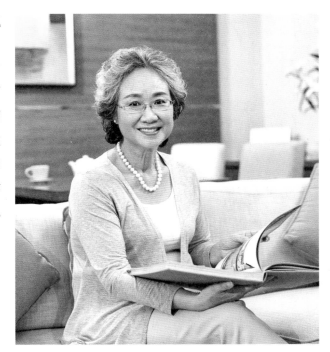

衣服材质和款式上应该注意

◇ 衣服的质地要以棉、麻为主，应注重其透气性与吸汗性。

◇ 衣服要松紧适度，无论内衣还是外衣都应遵循这一法则。

◇ 服装款式不宜太复杂、烦琐，不宜选用花边、褶子、口袋过多的服
　装，太累赘的款式反而会增添老气。

◇ 身材丰满的女性穿细格子或直条纹服装比较合适，不要选择闪闪发亮
　的或单薄的衣料。

◇ 夏日要尽量选择直线条的衣裙，而不宜穿夹克套裙之类的衣着；两截
　式衣服也不太适合，这种横向隔断的式样，会给人一种肩宽背粗的感
　觉，增添肥胖感。

7. 穿对衣服保持健康

> 衣服穿在身上不仅是为了保暖和美观,更要考虑是否有利于健康。衣服的材质对健康的影响很大,便宜的地摊货一般都是劣质材料制成的,容易导致皮肤过敏。

省钱不能省健康,我们还是应该挑选有质量保证的衣服。

老年人大部分都保留着勤俭朴素的生活作风,往往是地摊货的忠实顾客。很多老年人平时很俭朴,买衣服尽挑便宜货,经常在菜市场旁的小摊上购买衣服。买回来的衣服,不但散发着奇怪的味道,清洗衣服时还会掉色。

❋ 地摊货的危害

选购服装时不能只看价钱,还要看是不是有正规厂家的厂名和厂址。在国家纺织品基本安全技术规范中,将异味指标作为强制指标纳入考核,并且明确规定服装类纺织品不得带有异味。

在纺织品生产过程中,会用到如甲醛、甲苯、苯乙烯等化学物质,如果衣服明显有异味,说明这些化学物质还残留着衣服中。穿着这样的衣服,会对皮肤和呼吸道黏膜产生刺激,容易发生皮肤过敏,严重时还会诱发气管炎等病症。

❋ 怎样选购服装

所以,节俭不等于省健康。如果为了省钱而去买"地摊货"穿,导致身体出问题,要花更多的钱去治病,那样就得不偿失了。为了不对健康造成危害,我们选购服装时,应仔细查看说明标识内容是否齐全、清楚。同时,贵重衣物在购买后应保存相关标识标签,以便出现质量问题时维权。在条件允许的情况下我们应当尽可能选择天然材质、质地优良的衣服,另外还要考虑衣服的透气、保暖、防风等功能性。还要注意的是,衣服应当款式大方得体,尽量能适合各种场所的穿着需求。

8. 看天气变化增减衣物

> 人到老年，身体各方面的健康状况都大不如前，特别是有些老人，特别怕冷，手脚经常冷冰冰的，面色也不好。所以我们应特别注意防寒保暖。

大家都知道，天气变热时应该减少衣服，天气变冷要多添几件衣服。正因为是生活中的常识，反而常常被人忽视。

有些老年人爱逞强，遇到天气转凉时，不但不添衣服，还打算强撑，没想到一不小心就感冒了，给自己和家人带来许多麻烦，所以我们一定要做好保暖工作。老年人选择衣物应符合自身的特点，不但要穿着舒服，更要适合更换。

此外，冬天的时候，虽然活动量少，室外温度也较低，平时不怎么出汗，但还是有隐性地出汗，因此还是需要每日更换内衣和内裤，以免病菌有机可乘。

穿衣物注意事项

◇ 衣物材质要尽量轻、软。老年人体能变差，如衣物较重，则会增加老年人的负担。

◇ 衣物尺寸要尽量宽松，尤其是领口、腰身、袜口、袖口部位，不仅方便更换，更重要的是有利于全身的血液循环和呼吸顺畅。

◇ 老年人容易患关节炎，要注意关节的保暖。尽量选择对襟开的毛衣、卫衣，纽扣也宜少些，这样便于穿脱。

◇ 夏天的时候，户外活动可以穿浅色衣服，减少吸收阳光的热量而不至于出太多汗。如果是在室内有空调的环境，则不能穿太单薄，要注意保暖。

◇ 冬天的时候，尽量穿深色的衣服，因为深色衣服比浅色衣服可以吸收更多的热量，有利于保暖。

9. 戴上帽子不着凉

> 天气寒冷时，要特别注意防寒保暖，在多风季节，最好戴上帽子。老年人的血管毕竟不如年轻人那么通畅，甚至多少有一点硬化，一旦受寒，会造成脑血管收缩，诱发头晕头疼，甚至还有可能发生意外。

去年冬天的时候，有个林姓的老伯到中医院看病。根据他的描述，他的症状是：感冒流鼻涕、头痛。医生问他是什么时候开始出现头痛的特征的。他回答说几天前开始的，头一下子这边痛，一下子这边痛。然后医生给他搭了脉，看了舌头，告诉他应该是他的头部受风寒了，没多大问题。然后给他开了祛风散寒的药，并且让他在天气寒冷时，一定要戴一顶轻便暖和的帽子，预防风邪入侵。

一个星期后，林老伯回来复诊，头上明显多了一定乌黑的钓鱼帽，仔细一问，林老伯的头疼病好了很多。

✳ 阳气聚集于头部

中医认为，头部是诸阳之汇，人体的阳气都汇聚在这里，有比较强的御寒能力，所以也不能过于暖和。头部过热不利于阳气的生发，过热出汗还会耗损阳气。不封顶的帽子可以让头部保暖的同时透透气，使其不至于过热出汗。

其实有很多寒证的出现是由于没注意防寒保暖造成的，天气寒冷的时候只要多穿件衣服，多戴顶帽子，就可以避免很多不必要的疾病出现。养生保健，要从生活中的小事做起。

选购帽子注意事项

◇帽子的材质尽量选择轻便的、透气的纯棉、麻、丝等天然材料织品。
◇帽子的厚度以保暖而不出汗为宜。
◇如头皮容易出油，帽子要经常清洗，保持干净卫生。

10. 穿压力袜防病保健康

> 夏天时走在大街上，有时会发现有些老年人的小腿特别粗。仔细一看，才发现原来他们的小腿并不粗，只是他们小腿表层血管像蚯蚓一样曲张，凸出皮肤表面，看起来才特别粗。这种症状也叫作下肢静脉曲张。

✳ 什么是静脉曲张

为什么老年人甚至有些年轻人容易出现这种严重影响美观的疾病呢？西医认为，静脉曲张是因为血液淤积、静脉瓣膜受损而影响血液回流到心脏造成的。静脉是帮助血液回流到心脏的管道，如果长时间坐着或者站立，腿部血液回流心脏的压力就会明显增大，静脉中的血管瓣会承受过重压力，慢慢变得松弛，变得膨胀、伸长，随后逐渐蜷曲蜿蜒，凸出于皮肤表面，形成静脉曲张。上了年纪后，由于身体不如年轻时灵活，还有人患有膝关节炎、风湿骨痛等病症，经常长时间坐着，很少走动，特别容易发生静脉曲张。

静脉曲张发病初期虽然不会给人造成太大的不适，仅仅是小腿偶尔会出现酸胀感，但是弯曲凸起的静脉严重影响了美观。而如果任其发展，容易形成静脉血栓，静脉血栓如循环至肺部，会导致肺栓塞而危及生命。因此，老年人应当特别注意防治静脉曲张。穿压力袜是防治静脉曲张的有效方法。压力袜通常由高弹材质织成，它的特点是穿在腿上的时候能给血管一些压力，压力顺着腿部向上逐渐递减。这种特点可以有效促进下肢静脉血液的回流，能达到预防静脉曲张之功效。

✳ 怎样预防静脉曲张

我建议行动不便或因工作需要而久坐的人都穿压力袜。男性可以在不外出的时候穿，外出时脱掉。因为走动时可以促进气血运行，小腿也不容易瘀血，不穿压力袜也无妨。而女性则不管是坐着还是外出都可以穿，健康和美丽都不耽误。

11. 穿对鞋子身体更轻松

『 经常看到有人把不合适的情侣比喻成不合脚的鞋子，就算别人
看起来觉得赏心悦目，如果不合适，难受的还是自己。 』

人到老年，特别是60岁以后，由于脚部肌肉和韧带衰老，足弓弹性变差，负重能力大大下降，因此站立或行走稍久就会出现足、踝、膝、髋和腰部疼痛。加之人上了年纪，平衡性也不如年轻人了。因此，老年人的鞋子，最应注重的是舒适性和安全性。具体来说，老年人穿鞋应注意以下几个问题。

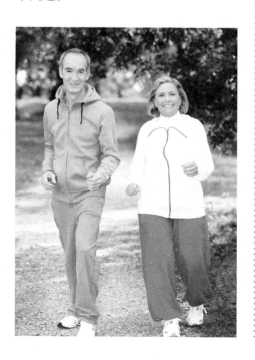

✳ 透气性能好

选择鞋子，应注重其透气性。特别是在夏天，我们的脚很容易流汗，有时候出去走走，鞋子就被汗水浸湿了，穿着这样的鞋子，很不舒服。而且脚越潮湿，人体散失的热量越快，一不小心就会着凉。所以，我们的鞋子不可过紧，且透气性要好。

我们在选购鞋子的时候，一定要亲自试穿一下，选择的鞋一定要大小宽窄适中，否则脚容易疲劳。

脚趾前至少要预留1厘米的空间，以免脚趾受到挤压。前部较窄的鞋子，不仅走路不舒服，穿久了还容易造成脚部畸形。

试穿新鞋的时候，一定站起来走几步感觉一下。另外，经过半天的活动以后，人的脚会出现轻度肿胀，对于血液循环不好的老人来说，这种肿胀更为明显，所以最好在下午买鞋。

保暖性能好

脚离心脏最远，血液供应较少，脚部表面脂肪层又薄，人的脚部表层降到15℃以下，就容易减慢脚部的血液循环，引起上呼吸道感染等疾病，脚温低于0℃时，还会造成冻伤。而老年人的鞋子，保暖性应更好一些，最好可以使脚的温度始终保持在28～32℃之间。

当然，保暖不是说要捂着。如果鞋子密不透风，脚汗排不出去，很容易患上湿疹或者脚气。也就是说，我们选择鞋子时，既要注重鞋子的保暖性，又要透气排湿，使脚部始终保持舒适的感觉。

防滑性能好

老年人的反应能力下降，骨质强度也降低，最忌滑倒。所以老年人的鞋子，鞋底防滑性要好，尽量选择带防滑纹鞋底的鞋子，通过加大鞋底与地面的摩擦力，可以避免滑倒。

除此之外，鞋底带有防滑耐磨层的布鞋也不错，不仅有布鞋的舒适、透气和轻便，还增加了耐磨性和防滑

性。对于体重超重的老年人，应将后跟适当垫高2厘米，以维持足弓正常。

如何选择鞋子

人一旦上了年纪，如果还经常穿着平底鞋，走路或站立时间稍长，就会感到腿脚特别累。那是因为老年人肌体协调能力较差，平底鞋虽然轻便，却不利于负重和行走，而且抗震性较低，当然很容易感到疲倦酸痛。

因此，我们最好选择略带足跟，鞋底稍大一点的鞋子。这种设计能有效缓震，预防足跟痛，还能控制身体的稳定性，避免滑倒。

选择不同的鞋

老年人退休之后，有充裕的时间进行体育锻炼，最好多备几双功能不同的鞋子，以应对不同场合。

快走时，要选择有减震功能、稳定性好、有效保护跟腱的跑步鞋；打球的时候，应选择能减轻足部疲劳、提升运动效果的鞋子；走远路时，可选择较轻便柔软的休闲鞋或旅游鞋。

12. 智能穿戴保健康

> 随着科技的发展，市面上出现了许多智能穿戴式设备。如老年人戴上带有定位功能的设备，走丢之后，家人就可以很方便地将其找回。

不仅如此，有些智能穿戴产品还具有测量心率、睡眠等功能，可以很好地为健康保驾护航。

在大街小巷的墙上、电线杆上，常常可以看到各种老人、小孩或有智力障碍者的寻人启事。有些老年人由于大脑功能减退、记忆力严重下降，患上阿尔茨海默病，也就是人们常说的老年痴呆的一种，难免会在外出时忘记回家的路。然而，如果这些特殊人群都能佩戴带有定位功能的智能设备，就能很好地避免这些悲剧的发生。

✳ 监控健康

因此，市面上出现了老年人专用的智能手环和智能手表，以应对各种突发情况。智能手环虽然看起来简洁，但它的功能可不简单。戴上它，当你运动的时候，它是一款计步器，可以记录你一天的运动量，提醒你要适当运动。当你坐着的时候，它有久坐提醒功能，可以有效避免久坐。在你睡觉之前，如果将它与智能手机连接，它又可以用来监测睡眠状况。智能手环里面还带有心率传感器，只要戴在手腕上，可以随时测量心率。因此，如果我们佩戴一个智能手环，将对我们的健康起到很好的监测作用，健康数据尽在掌握中。

此外，对于老年人来说，智能手环还有一个更重要的功能，就是GPS定位功能。只要将老年人佩戴的智能手环和家人的智能手机或医院相关设备绑定连接，就可以随时知道他们的去向。有了这个功能，老年人外出就不怕走丢了。

✳ 方便携带

在外观上，智能手表和传统手表差不多，部分智能手表配有屏幕，功能上和一台智能手机相差不大，并内置QQ、微信等通信软件，还可以用来收发短信和接打电话，能在遇到紧急情况时用来呼救。对于喜欢玩电子产品的老年人来说，佩戴智能手表是一个不错的选择。

❋ 价格愈加便宜

如今，随着技术的进步，各种可穿戴电子产品不仅功能越来越强大，而且价格也越来越亲民。部分带有GPS防丢失功能的智能手环只要一两百元，一些带有防丢失功能的智能手表只要几十块钱。根据自己的需求，各位老年朋友不妨买个智能手表或智能手环戴在手上，再跟自己儿女们的智能手机或医院的相关设备绑定连接，这样可以减少儿女们对自己的担忧，还可以随时查看自己的健康指标是否正常，比如不少手表、手环都带有测试心率甚至是测定血糖的功能，这可以极大地指导自己的日常生活，给自身的养老养生带来很大的便利。

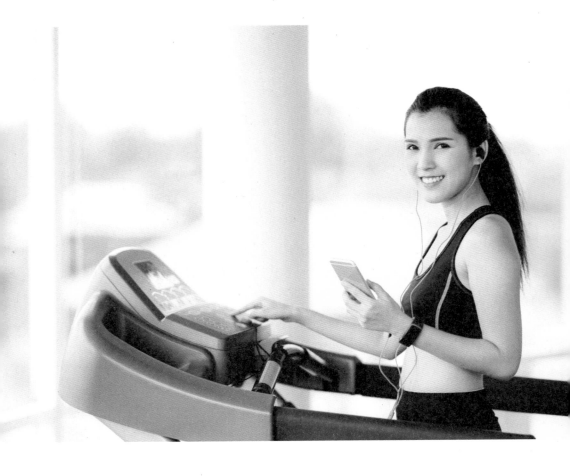

Part 07
按压养生穴位

"是药三分毒"，
很多人生病的时候都害怕吃药。
人体是非常完善的系统，
有一定的自愈能力。
我们的祖先发现了人体经络穴位的存在，
创造了激发人体潜能的经穴疗法。
认识经络穴位，
充分发挥身体的自愈能力，
对养生和疾病防治有很大的促进作用。

1. 四个生命根源之穴

『　　人体是以五脏为中心，通过经络连接六腑和四肢筋骨、体表肌肤
而成的统一体。穴位是气血输注体表的重要通道。由此可见，经络和
穴位在人体中的重要性不言而喻。　　』

四总穴是在众多穴位中的重要穴位，是生命的根源所在。

❋ 穴位理论起源久远

远古时代，我们的祖先就发现，有时候打猎受了伤或是生病了，通过按压、揉捏人体表面某些部位，就可以缓解伤口的不适。这些可以调理疾病的部位就是穴位。后来经过各个朝代中医的实践和总结，形成了现在较完备的经络穴位理论。

经络腧穴理论跟五脏、气血津液一样，是中医的重要理论，是中医诊断、治疗疾病的理论依据之一，对指导针灸、推拿、气功和养生等实践有重要的指导意义。

❋ 中医的自然疗法

如今，国外出现越来越多的自然疗法，流传到中国。其实，我们古老的中医就有很多自然疗法，经络穴位疗法就是其中很重要的一种，能充分调动人体的自愈能力来治疗疾病，疗效显著，不会对人体组织器官造成损伤和不良反应，因而越来越受到大众的欢迎。

奠定经络理论基础的《黄帝内经》记载了人体160个穴位，经过后来各个朝代中医人士的实践，发现越来越多的穴位，直到目前确认了人体有720个穴位。每一个穴位都有它重要的生理功能和治疗保健功能，在这众多穴位中又以四总穴最为基本和重要，因此为很多人所熟悉。

中医有句歌诀叫作："肚腹三里留，腰背委中求，头项寻列缺，面口合谷收。"这句话很好地指出了足三里穴、委中穴、列缺穴和合谷穴的重要治病作用，这四个穴位的合称就是"四总穴"。

✳ 足三里穴

按压足三里穴可生发胃气，燥化脾湿，可用于治疗胃痛、腹胀、腹泻、呕吐、消化不良、泄泻、便秘等病症。

配穴治疗

①足三里穴配冲阳穴、飞扬穴、复溜穴、完骨穴，主治足萎缩。

②足三里穴配天枢穴、三阴交穴、肾腧穴、行间穴，主治月经过多。

③足三里穴配曲池穴、丰隆穴、三阴交穴，主治头晕目眩。

④足三里穴配梁丘穴、期门穴、内关穴、肩井穴，主治乳痈。

⑤足三里穴配中脘穴、内关穴，主治胃脘痛。

按摩方法

取坐位，双腿并拢屈曲，以大拇指指腹置于穴位上，用指腹垂直用力按揉。力度以出现酸、胀、痛、麻的感觉为宜，每天早晚各按摩1次，每次1～3分钟。

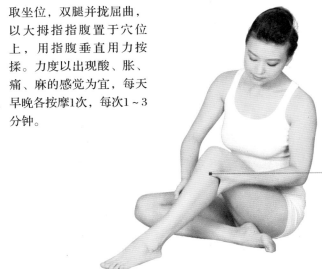

足三里穴 在小腿前外侧，当犊鼻下3寸，距胫骨前缘1横指（中指）。由外膝眼向下量4横指，在腓骨与胫骨之间，由胫骨旁量1横指。

❋ 委中穴

按压委中穴有疏经通络、散瘀活血、清热解毒的功效，可以用于治疗腰部疼痛或疲劳、臀部疼痛、颈部酸痛、坐骨神经痛、小腿疲劳、膝盖疼痛等病症。

配穴治疗

①委中穴配隐白穴，治疗衄血不止。

②委中穴配人中穴，治疗腰脊强痛。

③委中穴配昆仑穴，治疗腰背痛。

④委中穴配关门穴、神门穴，治疗遗尿。

⑤足三里穴配中脘穴、内关穴，主治胃脘痛。

按摩方法

取坐位，一手绕到腘窝，大拇指置于穴位上，另一手扶住膝盖，以大拇指指腹按揉穴位。力度以出现酸、胀感为宜，每天早晚各按摩1次，每次按摩1～3分钟。

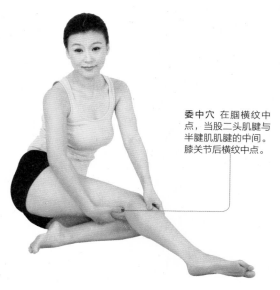

委中穴 在腘横纹中点，当股二头肌腱与半腱肌肌腱的中间。膝关节后横纹中点。

❋ 列缺穴

　　按压列缺穴有止咳平喘、通经活络、利水通淋的功效，可用于治疗偏头痛、头痛、颜面神经痉挛及麻痹、咽喉炎、牙关紧闭、齿痛、颈部僵硬疼痛等头、面、颈部疾病。

配穴治疗

　　①列缺穴配风池穴、风门穴，可治疗感冒、咳嗽、头痛等病症。

　　②列缺穴配合谷穴、外关穴，可缓解颈部僵硬、疼痛。

　　③列缺穴配照海穴，可缓解肾阴虚之咽喉干痛。

　　④列缺穴配偏历穴或阿是穴、阳溪穴，可治疗腕部狭窄性腱鞘炎。

按摩方法

按摩时，被按摩的手轻握拳，另一手食指指端置于穴位上，用食指指腹按揉穴位，或用食指指尖掐按穴位。力度以出现酸胀感为宜。每次按摩1~3分钟为宜。

列缺穴 在前臂桡侧缘，桡骨茎突上方，腕横纹上1.5寸处，肱桡肌与拇长展肌腱之间。两手虎口自然交叉，一手食指按在另一手的桡骨茎突上，当食指尖到达之凹陷处取穴。

✳ 合谷穴

　　按压合谷穴有镇静止痛、通经活络、清热解表的功效，可用于治疗牙痛、头痛、三叉神经痛、牙关紧闭、口眼㖞斜、面神经麻痹、耳鸣、耳聋、疟腮、鼻衄（流鼻血）等病症。

配穴治疗

　　①合谷穴配太阳穴，治头痛。

　　②合谷穴配太冲穴，也治目赤肿痛。

　　③合谷穴配迎香穴，治鼻疾。

　　④合谷穴配三阴交穴，治经闭、滞产。

　　⑤合谷穴配少商穴，治咽喉肿痛。

　　⑥合谷穴配地仓穴、颊车穴，治口眼㖞斜。

按摩方法

　　一只手轻握空拳，大拇指与食指指尖相触，另一只手轻轻握住该拳头，用大拇指指腹垂直按压穴位。力度以出现酸痛胀感为宜，左右各按摩1~3分钟。

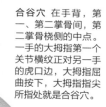

合谷穴 在手背，第一、第二掌骨间，第二掌骨桡侧的中点。一手的大拇指第一个关节横纹正对另一手的虎口边，大拇指屈曲按下，大拇指指尖所指处就是合谷穴。

2. 心经穴位提高心智

明代李梴的著作《医学入门》中说："心者，一身之主，君主之官。有血肉之心，形如未开莲花，居肺下肝上是也。有神明之心，神者，气血所化，生之本也……"

人体是以五脏为中心的整体，而心又是"一身之主，君主之官"，由此可见，心是五脏中最重要的一脏。心不仅包括有具体形状的血肉之心，也包括无形的神明之心。

❋ 心经穴位的功效

我们已经知道，心的主要功能是主血脉、主神明。因此，络属于心的心经和心经上的穴位则按照心的指令，行使主血脉、主神明的功能。当我们的神志出现问题的时候，就可以通过心经穴位来提神醒脑，因而我们可以将心经穴位称为"心智的守护神"。手少阴心经（简称心经）是十二经络之一，它起始于心脏，终于小指外侧。心经上有9个重要穴位，包括少海穴、神门穴、极泉穴、青灵穴、灵道穴、通里穴、阴郄穴、少府穴、少冲穴。

心经上的众多穴位都各自发挥其重要的作用，其中少海穴和神门穴是两个比较常用的穴位，这两个穴位对调理心血管方面的不适有很好的缓解作用。少海穴是心经上的气血汇聚之处，按压此穴可以很有效地疏通心经气血，改善心神功能。而神门穴是心神出入之所，神志不清或晕厥的时候则可通过按压此穴来使得心神归位，起到"回神醒脑"的作用。

前段时间就有位姓孙的大妈因为怀疑自己患有心脑血管病而来到医院。孙大妈今年51岁，经常头晕、心前区不适，但是血压大部分时候是正常的，只是心情不好的时候可能会偏高一些。来到医院之后，医生给她开了点中成药，然后嘱咐她要常按少海穴和神门穴。她第二次来找医生的时候就跟医生说，有一次她去外面玩，突然感觉头晕，然后想起了医生教的穴位按摩法，连续按了几分钟之后真的缓解了很多，真的没想到，会有这么灵！

✳ 少海穴

少，阴、水的意思；海，大的意思，百川所归之处。少海指心经的经水汇合于此处穴位。少海为心经的合穴，经气在此汇合进而深入脏腑。本穴物质为青灵穴水湿云气的冷降之雨和极泉穴的下行之血汇合而成，汇合的地部水液宽深如海，故名少海。因此它是个合穴，是气血汇聚之处，主治的疾病非常多，包括神经衰弱、精神分裂症、头痛、眩晕、三叉神经痛、肋间神经痛、尺神经炎、心绞痛、落枕、前臂麻木、肘关节周围软组织疾患、下肢痿痹等。

配穴治疗

①少海穴配合谷穴、内庭穴，主治牙痛、牙龈肿痛。
②少海穴配后溪穴，主治手颤、肘臂疼痛。

按摩方法

抬起一只手臂，肘关节屈曲，另一只手托住肘部，四指在外侧，大拇指置于穴位上，用指腹按揉穴位。以同样的方法按摩另一侧穴位。力度以出现酸痛感为宜。每天早晚各按摩1次，每次1~3分钟。

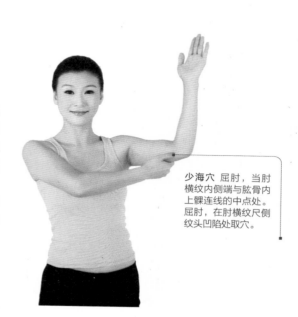

少海穴 屈肘，当肘横纹内侧端与肱骨内上髁连线的中点处。屈肘，在肘横纹尺侧纹头凹陷处取穴。

✳ 神门穴

神，是神魄、精神；门，指出入之处。神门指此处为心神出入之所。心藏神，若神门失职，则心神外泄，会出现一系列神志异常的疾病，如失眠、健忘、痴呆、癫痫等。神门为心经的原穴，脏腑元气留止于此。神门穴的位置较深，要用力向下按才能找到。

配穴治疗

①神门穴配内关穴、心腧穴，治疗心痛。

②神门穴配内关穴、三阴交穴，治疗健忘、失眠。

③神门穴配大椎穴、丰隆穴，治疗癫狂。

④神门穴配支正穴，治疗无脉症。

按摩方法

一只手臂前伸，屈肘约45°，另一只手大拇指外的四指握住其手腕，大拇指置于穴位上，用指尖垂直按揉穴位。力度以出现酸痛感为宜。每天早晚各按摩1次，每次1~3分钟。

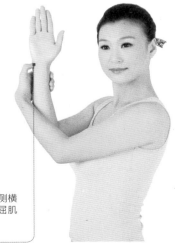

神门穴 在腕部，腕掌侧横纹的尺侧端，尺侧腕屈肌腱的桡侧凹陷处。

3. 按压少冲穴急救

> 在很多人的印象中，中医的疗效缓慢，只在慢性疾病方面比较在行，而西医的疗效立竿见影，在急救方面只能靠西医。其实不然，中医的经络穴位有时候也能起到急救的作用。如少冲穴就是其中的一个很重要的急救穴位。

有一次，走在老中医前面的一个老太太突然摔倒在地上，他立刻上前查看，发现老太太口舌㖞斜，言语不清，呕吐不止。以老中医多年的行医经验看，她是中风了。

老中医立即将她的头稍微抬起，转向一边，防止呕吐物堵塞呼吸道。然后按捏她小指末端的少冲穴，连续按压了将近5分钟，老太太终于缓过了神。老中医一边安慰她说："老太太，您先别急，也别说话，先好好休息。"一边拿出手机拨打120。

经过老中医的抢救，老太太终于脱离了危险。要知道，中风患者的抢救黄金时间是3～6小时，当时公园里没有几个人。而且中风的抢救手段十分重要，其中按压少冲穴在挽救她的过程中起了重要作用。

❉ 少冲穴的功效

少冲穴是心经上的最后一个穴位，少冲是指此穴内的气血物质从体内冲出。少冲穴为心经体内经脉和体表经脉的交接之处，体内经脉的气血物质在此冲出到体表，是经气所出的部位。

按压少冲穴有利于心经的气血疏通，使体内的气血可以顺畅地冲出到体表。按摩少冲穴可起到疏经活血、泻热利窍、宁神熄风的作用。热病昏迷或中风梗死昏迷往往是因为心经气血严重不通导致的，当人处于昏迷状态时，按摩此穴，可醒神开窍，起到急救的作用。

❋ 少冲穴

常按少冲穴可清热息风、醒神开窍。对热病昏迷、休克、小儿惊厥、癫狂、癔症、中风昏迷、心悸、心痛、胸胁痛、脑出血、心肌炎、心绞痛等病症有效。

配穴治疗

①少冲穴配曲池穴，调理发热。

②少冲穴配人中穴、合谷穴、足三里穴，调理中暑、休克。

③少冲穴配心俞穴、内关穴，有清心、安神定志的作用，调理心痛、心悸、癫狂。

④少冲穴配百会穴、十宣穴，有醒脑开窍的作用，调理中风昏迷。

按摩方法

正坐或站立，握拳，伸直小指，另一只手捏住该手的小指末端，以大拇指指甲垂直掐按穴位。力度以出现酸痛感为宜。每天早晚各按摩1次，每次按摩3~5分钟。

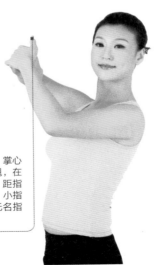

少冲穴 微握拳，掌心向下，小指上翘，在小指末节桡侧，距指甲根角 0.1 寸。小指指甲下缘，靠无名指侧的边缘上。

4. 按肩中俞穴疏通经脉

> 对于有些中老年人而言，由于湿气在体内的长年积累，加上有时风、寒外邪的侵袭，出现肩痛、腰痛是难免的事。由于这种不适有的时候忍一会就过去了，所以有些人习以为常，不当回事。

其实这种习惯是不好的，湿气虽难以去除，有种很简单的方法可以缓解，就是按摩肩中俞穴。

小杨的奶奶年轻的时候积累了较多的湿气，虽然没有严重的风湿病，但隔三岔五的会出现颈肩腰痛。

每当她跟小杨说脖子疼、肩疼或腰疼的时候，小杨都会给她按一按肩中俞穴。只要按个一到三分钟，她的疼痛就会大大缓解，甚至完全消失。她连夸小杨是个孝顺的孩子。

为什么按摩肩中俞穴会有这么神奇的效果呢？

✳ 肩中俞穴的功能

肩中俞穴属手太阳小肠经，肩中俞的意思是指人体胸部的高温水湿之气从本穴外输小肠经。本穴位处肩脊中部，内部为胸腔，因本穴有地部孔隙与胸腔相通，胸腔内的高温水湿之气由本穴外输小肠经，故名肩中俞。

肩中俞穴最常用的功能就是调理肩、颈、腰部的疼痛不适。另外，它还可以用于调理呼吸系统疾病（如支气管炎、咳嗽、哮喘、支气管扩张、吐血等）和视物不明。

✳ 中医的奇特功效

中医有的时候就是这么的神奇，有些小毛小病不用打针、不用吃药，只要按一按穴位就能大大缓解，甚至消除疾病。我觉得作为现代人的我们，每个人都应该学一点经络穴位的知识，以备不时之需，也避免了吃药的不良反应。

❋ 肩中俞穴

常按肩中俞穴可宣肺解表，舒筋活络。调理肩背疼痛、落枕、支气管炎、咳嗽、哮喘、支气管扩张、吐血、视力减退、目视不明。

配穴治疗

①肩中俞穴配肩外腧穴、大椎穴，调理肩背疼痛。

②肩中俞穴配肩髎穴、外关穴，调理肩周炎。

按摩方法

正坐或站立，一手向后伸到肩部，食指和中指并拢，中指置于穴位上，食指置于穴位旁边，两指一起用力，以指腹按揉穴位以及穴位旁边的部位。力度以出现酸胀感为宜。每次按摩1～3分钟。

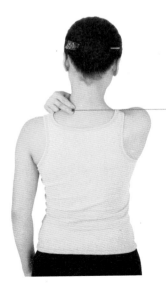

肩中俞穴 在背部，当第七颈椎棘突下，旁开2寸。

5. 按足三里穴调理脾胃

> 足三里穴既是调理腹部疾病的重要穴位，也是四总穴之一。常按足三里穴可以有效地改善脾胃不适。

某个夏天的周末，老中医的老同学带着他的小孙子来拜访。老中医带他们到一个公园的湖上划船，同时买了一些孩子爱吃的点心。当他们划着船到湖中央的时候，孩子突然说肚子痛。肚子疼对小孩子来说很常见，当时他们又没带药，附近也没药店、诊所。于是老中医叫孩子坐到他旁边，找到孩子的足三里穴，按了3分钟左右，孩子的疼痛感就大大减轻了。他爷爷见状，连连说中医好神奇。

看到症状缓解，老中医还是让老友带着孩子回家休息，注意观察，以防出现其他症状。

按摩足三里穴，为什么能迅速缓解腹痛，为什么能对调理脾胃有这么好的效果呢？

❈ 足三里穴的功效

三里是指理上、理中、理下，意为该穴能调理腹部上、中、下三部位的病症。《四总歌诀》有"肚腹三里留"的说法，可见足三里对胃肠病症疗效显著。足三里是养生保健中很重要的一个穴位。

中医经络穴位中的足三里穴是治疗腹部疾病的重要穴位，常按此穴可以很好地调理脾胃。因此，要是人人都了解一点经络穴位的知识，将有很大的帮助。经络穴位不仅对身体小病痛有很好的治疗作用，对重大疾病也有很好的辅助治疗作用。

足三里穴的功效、主治、取穴和按摩操作要领在本章第一节有详细介绍，此处不再重述。

6. 按太溪穴补肾强身

> 现在人们都比较注重生活质量，但是大部分人工作比较繁忙，生活不规律、缺乏睡眠等问题突出，导致很多人有肾虚的症状。

于是，补肾就成了人们的热门话题，尤其是男人。人体的众多穴位中有一个穴位是补肾气的有效穴位，那就是太溪穴。

现在药店里有很多畅销的壮阳药，有些不良反应比较大（如伟哥）。另外，每个人的阴阳盛衰情况不一样，补肾药的选用经专业中医师的指导才有效果，因此比较麻烦。

✳ 不吃药也能补肾

也许你不会相信，不吃药也可以补肾气。那就是刺激我们的太溪穴，经常有意无意地对太溪穴进行按摩推拿，也能起到强肾补气的功效。

曾经有一对年轻夫妇来中医院看病，丈夫姓赵。老中医跟他们聊了一会才知道，他们结婚一年多了，还没

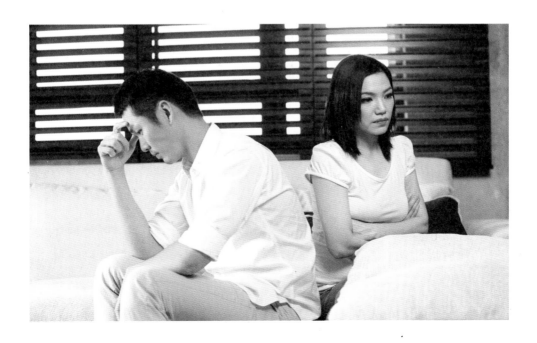

怀上孩子。小赵因为长得比较瘦弱，平时工作又繁忙，经常加班到深夜，所以就出现了肾虚早泄的问题。刚开始小赵连续两个月在药店买伟哥吃，刚开始吃的时候性生活质量还行，但是他感觉自己的身体越来越差，老是感冒。后来一年之内吃了各种补肾的药品，都没明显的成效。于是，他妻子就拉着他来看中医来了。

老中医给他诊断了一番之后，发现他不但肾虚，脾胃也虚。老中医给他开了一些健脾补肾的药，并叮嘱他平时多吃点温阳的食物，并要注意休息，向他强调了烟酒对人体的危害，并特别嘱咐他要戒烟禁酒。

临走时，他妻子问医生，要是停药之后丈夫复发的话是不是又要来拿药？有没有什么方法能让他少吃点药呢？医生告诉她，每天临睡前可以给他按一按太溪穴，每次持续按3分钟。太溪穴在内踝后方，内踝尖与跟腱之间凹陷的地方。

半年之后，小赵带着挺着大肚子的妻子来到中医院，送了一幅锦旗给老中医，还说了一大堆感谢的话。

✳ 太溪穴的功效

太溪穴是足少阴肾经（简称肾经）上的一个穴位。太，大的意思；溪，溪流。太溪是指肾经经水在此形成较大的溪水。本穴物质为然谷穴传来的冷降之水，至本穴后，冷降水液形成了较为宽大的浅溪，故名太溪。

太溪穴位于足内侧，其双侧对称，也就是两个。如《九针十二原》说："肾也，其原出于太溪穴，太溪二。"太溪穴是足少阴肾经的原穴。原，本源、根源也，意思是本穴输出的地部经水真正表现出肾经气血的本源特性，是肾脏元气聚集的部位，所以平时多按摩或针灸太溪穴就可以起到强肾补肾的作用。

《黄帝内经》提出了"命门"一说，而《难经》将命门称为"生命关键之门"，因此，命门是人体生化来源和生命的根本，可以说命门的盛衰决定了寿命的长短。然而，肾阳为命门之火，肾阴为命门之水。因此，通过刺激太溪穴补肾也能使命门强盛，从而达到延年益寿的目的。

✳ 太溪穴

常按太溪穴可滋阴益肾，壮阳强腰。调理遗精、遗尿、头痛目眩、咽喉肿痛、牙痛、耳聋、耳鸣、消渴、月经不调、失眠、健忘、阳痿、小便频数、下肢厥冷、肾病、咳嗽、气喘、胸痛咯血、下肢瘫痪、足跟痛、腰脊痛、心内膜炎、神经衰弱、乳腺炎、膈肌痉挛。

配穴治疗

①太溪穴配然谷穴，调理热病烦心、多汗。

②太溪穴配肾俞穴，调理水肿。

③太溪穴配支沟穴、然谷穴，调理心痛如锥刺。

按摩方法

取坐位，把要按摩的脚放在另一条腿的膝盖上。一手扶住膝盖，另一手握住脚踝，大拇指置于穴位上。用大拇指指腹从上往下推按穴位。用同样的方法按摩另一侧穴位。力度以出现胀痛感为宜。每天早晚各按摩1次，每次按摩1~3分钟。

太溪穴 在足内侧，内踝后方，位于内踝尖与跟腱之间的凹陷处。取穴时，可采用正坐平放足底或仰卧的姿势。

7. 按少商穴不感冒发热

> 大部分人感冒或发热的时候都喜欢直接去药店买点药吃，或许不到一天症状就慢慢消失了。然而，对于有药物过敏史的人来说就没那么轻松了。

幸运的是，中医穴位有办法。常按少商穴，可以有效防治感冒发热。

曾经有一位姓曾的女士到中医院看感冒，她是过敏体质，对很多药物都过敏，包括很多中药和西药。所以，每当她感冒或发热的时候就很难受，什么药都不敢吃，只能让身体慢慢地自愈。

来到中医院就医，老中医也没敢给她开药。传统医学是有很多治病方法的。老中医就教给她一招——有空时按摩少商穴，每次持续3分钟，左右拇指的少商穴都按一按。后来她身体不舒服的时候常找老中医看病，因为第一次调治感冒让她体验到了经络穴位按摩的魅力。

✸ 少商穴的功效

少商穴在拇指之端，为肺经的最后一个穴位。少，是"小"的意思。商，在古代指"滴漏"，是用滴水漏下来计时的器具。少商意为穴内经水如水滴渗漏而下，较为稀少。经水在此由体表经脉流入体内经脉。由于经水较少，且处于经脉的体表部位，外邪最易侵入此穴，向内传导。

因此，风寒侵入此穴时就容易导致风寒感冒，风热侵入此穴时就容易导致风热感冒。常按此穴，往往可以将风寒或风热诸邪重新祛除出去，将感冒、发热治好。

✳ 少商穴

　　常按少商穴可清热解表、通利咽喉、醒神开窍。可调理感冒发热、支气管炎、肺炎、咯血、扁桃体炎、腮腺炎、休克、精神分裂症、癔症、失眠、食道狭窄、黄疸、齿龈出血、舌下肿瘤、口颊炎、脑出血、盗汗、小儿惊风、手指挛痛。

配穴治疗

　　①少商穴配大椎穴、曲池穴、中冲穴，可调理小儿惊风。

　　②少商穴配天突穴、合谷穴，可调理咽喉肿痛。

　　③少商穴配隐白穴、风府穴、劳宫穴，可调理癫狂。

　　④少商穴配中冲穴、少冲穴，可调理中风昏仆。

按摩方法

将大拇指伸出，用一只手的食指和中指轻轻握住此大拇指，另一只手的大拇指弯曲，用指甲尖垂直掐按。力度以出现刺痛感为宜。左右各按1~3分钟。

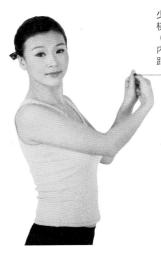

少商穴 在手拇指末节桡侧，距指甲角0.1寸（指寸）处。掌心朝内，大拇指弯曲，内侧距指甲0.1寸处。

8. 按涌泉穴治病又养生

> 涌泉穴是很多人耳熟能详的穴位，当你去做中医足疗的时候，涌泉穴是理疗师必按的穴位。涌泉穴既是治病的重要穴位，又是保健养生的常用穴位。

涌泉穴位于两只脚的脚底前1/3的凹陷部位，肾虚的人按压自己的这个穴位往往会有明显的酸痛感。

老中医曾经接诊到这么个病人，他是个年轻白领，姓刘。小刘在来这之前和他朋友一起去休闲会所体验了一下足疗。给小刘做足疗的理疗师给他按压涌泉穴的时候，小刘感觉很不舒服。理疗师就告诉小刘，如果他感觉很痛就说明可能是肾虚，给健康的人按这个穴的时候会很舒服的。小刘当时不怎么相信，但是他感觉自己最近确实有健忘、耳鸣、怕冷、腰酸腿软的症状，于是来到了老中医这里。

经过老中医的望闻问切之后，发现他属于肾阳虚，于是给他开了一盒金匮肾气丸。老中医还建议他可以每天自行按压涌泉穴，早晚各1次，每次持续按3分钟。

过了半个月的样子，小刘又来到中医院，这次看到他的精神状态比上一次好很多，明显肾阳提起来了。他身后还跟着另一个年轻人，说是他同事，也出现了类似的症状，要老中医给他看看。

❋ 涌泉穴的功效

涌泉为肾经的第一穴，位于足底部，蜷足时足前部凹陷处。涌，"外涌而出"的意思；泉，"泉水"的意思。它连通肾经的体内和体表经脉，肾经体内经脉中的经水由此外涌而出至体表，故名涌泉。《黄帝内经》中说："肾出于涌泉，涌泉者足心也。" 意思是说：肾经之气犹如源泉之水，来源于足下，涌出灌溉周身四肢各处。经常按摩此穴，可缓解休克、高血压、失眠、癔症、癫痫、小儿惊风、神经性头痛、遗尿、尿潴留等症状。

❋ 涌泉穴

　　每天按压涌泉穴可苏厥开窍，滋阴益肾，平肝熄风。可调理休克、晕车、脑出血、失眠、癔症、癫痫、精神病、小儿惊风、神经性头痛、舌骨肌麻痹、咽喉炎、急性扁桃体炎、胃痉挛、黄疸、肾脏疾病、精力减退、更年期综合征、遗尿、尿潴留、足底痛、下肢肌痉挛、子宫下垂、支气管炎、心肌炎、风疹等。

配穴治疗

　　①涌泉穴配水沟、内关可调理昏厥。

　　②涌泉穴配前顶、印堂、神门可调理小儿惊风。

　　③涌泉穴配太虚、照海、鱼际可调理咽喉肿痛。

　　④涌泉穴配百会穴、人中穴，可调理昏厥、癫痫、休克。

按摩方法

取坐位，把要按摩的脚放在另一条腿的膝盖上。一手扶住小腿，另一手握住足底，大拇指置于穴位上。用大拇指指腹从后往前推按穴位，用同样的方法按摩另一侧穴位。力度以出现有酸痛感为宜。每天早晚各按摩1次，每次按摩1~3分钟。

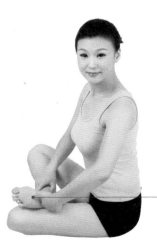

涌泉穴 位于足底前1/3的凹陷中，第二、第三趾趾缝纹头端与足跟连线的前1/3处。

9. 六大穴位保健康

> 除了以上介绍的各大重要穴位,人体还有很多防治疾病的关键穴位。如防治失眠头痛的印堂穴、舒缓眼睛疲劳的太阳穴、增进食欲的太白穴、调理高血压的强效穴百会穴、清热除湿治痔疮的腰俞穴、因病而异的阿是穴等。

通过印堂部位的印堂穴诊断和调理疾病却是符合中医理论的。

✳ 印堂穴

印堂穴是人体足太阳膀胱经、足阳明胃经和任脉三大经络的汇集之地,是人体腧穴之一,属于经外奇穴。膀胱经主宰人体的阳气,胃经主宰人体的血气,任脉则主宰人一身之阴气。印堂汇集了人的阳气、血气、阴气,与身体健康有莫大的关联。

印,原意指图章;堂,庭堂。古代星相家把前额部两眉头之间叫作印堂,此穴位在前正中线上,两眉头连线的中点处,所以称"印堂"。常按可清头明目,通鼻开窍,可调理头痛、眩晕、鼻塞、高血压、小儿惊风、失眠。

按摩方法

按摩印堂穴时,可正坐或仰卧或站立,中指置于穴位上,以指腹按揉穴位,每天早晚左右手轮流按摩穴位,先左后右。力度以出现酸、痛感为宜。每次按摩1~3分钟。

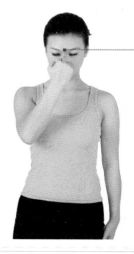

印堂穴 在前额部,当两眉头连线与前正中线的交点处。取定穴位时,患者可以采用正坐或仰靠、仰卧姿势,印堂穴位于人体的面部,两眉头连线中点即是。

太阳穴

太阳穴在中医经络学上被称为"经外奇穴"。太，指高或极；阳，指阴阳的阳。在头颞部有一微微凹陷处，本穴位位于它的上面，称之为"太阳"。它也是最早被各家武术拳谱列为要害部位的"死穴"之一。少林拳中记载，太阳穴一经点中"轻则昏厥，重则殒命"。现代医学证明，打击太阳穴，可造成脑震荡，使人意识丧失或致人死亡。足可见太阳穴对生命和健康的重要性。

在医疗保健方面，太阳穴最大的作用是清肝明目，消除眼睛疲劳。我们完全可以利用闲暇时间通过揉按头两侧的太阳穴来缓解视力疲劳，预防或缓解近视、头痛、偏头痛、牙痛等。

按摩方法

按摩时，取正坐或站立位，抬头，目前视，身体放松，举起双手，大拇指外的四指屈曲，两大拇指分别置于两侧穴位上，用指腹按揉穴位。力度以出现酸痛感为宜。每天早晚各按摩1次，每次按摩1～3分钟。

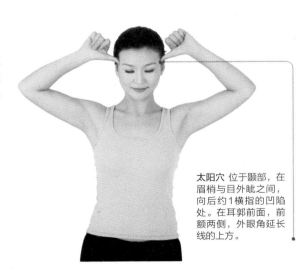

太阳穴 位于颞部，在眉梢与目外眦之间，向后约1横指的凹陷处。在耳郭前面，前额两侧，外眼角延长线的上方。

✳ 太白穴

现在,人们往往工作压力大,饮食中也有较多的寒凉食物,所以脾胃也较虚弱,胃病成了司空见惯的病。我们都知道:"胃病要三分治七分养。"所以不能靠吃大量的药物来治胃病。其实,中医的经络就有很多穴位对胃肠疾病有调理功效,其中太白穴就是其中一个很有效的穴位。

太,大也;白,肺之色,气也。太白指脾经的水湿云气在此吸收热量后蒸腾,化为肺金之气。太白为脾经的原穴。脾经为少气多血之经,气不足、血有余,而本穴能蒸腾经气,为脾经补充经气,是脾经经气的供养之源。常按可健脾和胃,理气止泻。可调理胃痛、腹胀、呕吐、呃逆、肠鸣、泄泻、痢疾、便秘、痔疮等;腰痛、下肢麻痹或疼痛。

按摩方法

取坐位,抬起一条腿,一只手握住脚腕,另一只手大拇指置于穴位上,用指腹垂直按压穴位。力度以出现酸胀的感觉为宜。每天早晚各按摩1次,每次1~3分钟。

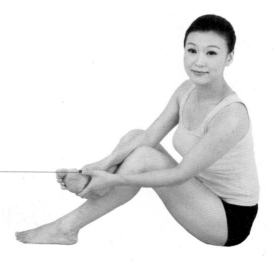

太白穴 在足内侧缘,位于足大趾第一跖趾关节后下方赤白肉际凹陷处。站姿或坐姿,观察双脚内侧,足大趾后凸起处下缘。

✳ 百会穴

高血压是中老年人的高发病，是导致中风、心脏病、肾病等病症的危险因素，因此应当积极治疗。大部分高血压患者都依赖降压药，然而，长期服用降压药会对身体造成一定的不良反应，有些高血压患者后期要逐渐加大剂量才能把血压降下来。因此，中医经络疗法就体现出了它的优势。百会穴就是最常用的治疗高血压的穴位。

百，数量词，多的意思；会，交会之意。百会是指手足三阳经以及督脉的阳气在此交会。本穴由于处于头顶，在人的最高处，因此人体各经上传的阳气都交会于此，故名百会。头为诸阳之会，百脉之宗，而百会穴则为各经脉气汇聚之处。常按可醒脑开窍，安神定志。可调理头痛、眩晕、失眠、中风昏厥、高血压、低血压、心悸等。

按摩方法

站立，低头，将一手放在头侧部，中指端置于穴位上，以指腹用力按揉穴位，该手疲劳后可换另一手继续按摩。力度以出现酸、胀、痛的感觉为宜。每天早晚各按摩1次，每次按摩1~3分钟。

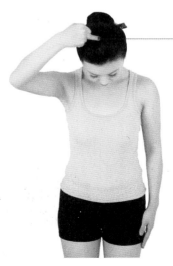

百会穴 在头顶正中线与两耳尖连线的交点处。在头顶，用手摸能感觉到一块比较柔软的地方。

❋ 腰俞穴

　　对于久坐族来说,痔疮是常见的令人烦恼的疾病。目前这个病无法用吃药根治,只能靠外科手术。但是手术对身体的损伤是人尽皆知的,还是中医的无创疗法——腰俞穴治痔疮值得推崇。

　　腰俞是指督脉的气血由此输向腰之各部。本穴物质为长强穴传来的水湿之气,至本穴后,因其散热冷缩水湿滞重,上不能传于腰阳关穴,下不得入于长强穴,因此输向腰之各部,故名腰俞。常按可调经活血、清热除湿、通筋活络。可调理痔疮、脱肛、便秘、尿血、过敏性结肠炎,月经不调、痛经,腰脊疼痛、腰骶神经痛。

按摩方法

正坐或站立,一手伸到臀后,食指置于穴位上,用指尖按揉穴位,每天分别用左右手各按摩穴位。力度以出现酸、胀感为宜。每天早晚各按摩1次,每次按摩1~3分钟。

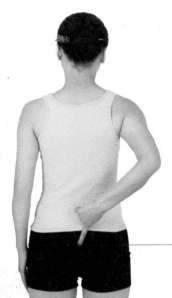

腰俞穴 在骶部,位于后正中线上,在臀部上方臀沟分开处,用手摸可感觉该处略微凹陷。

❋ 阿是穴

阿是穴又称天应穴、不定穴。阿是穴既无具体的名称，又无固定的位置，是以压痛点或其他反应点作为腧穴用以治疗的。据《汉书·东方朔传》颜师古注，"阿"即是"痛"的意思，因按压痛处，病人会"啊"的一声，故名为"阿是穴"。

阿是穴多在病变部位附近，也可在与其较远处。腧穴虽分类不同，但它们之间相互联系，共同构成了腧穴体系。适度地刺激阿是穴，相当于直接刺激经络阻滞处，因此阿是穴的调理效果常常比固定穴位要明显。

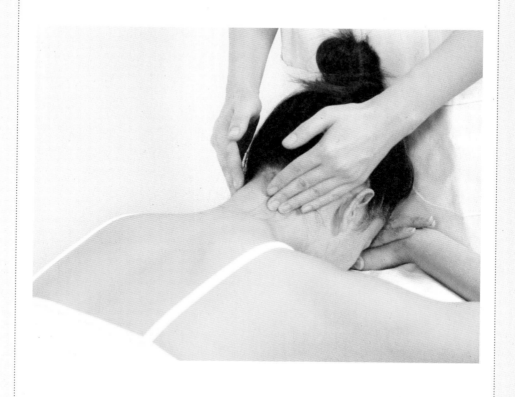

Part 08
身体保暖妙招

我们不仅要在冬天保暖，
夏天室内有冷气的地方，
也需要注意保暖。
人体只有保持正常的体温，
才能维持健康状态，
还可以预防感冒、
骨关节疾病和胃肠疾病等。

1. 恢复身体内平衡

> 我们人体的免疫系统和自我修复系统可以说是相当的强大，这不是现代的医学技术能相提并论的。如人感冒的时候可能会发热，发热其实是身体恢复平衡的过程。如果低热时吃退热药则是给身体添乱，而且药物不良反应会给身体带来隐患。

许先生的儿子3岁的时候，有一天晚上高热，他们一家人半夜开着车带孩子到医院看急诊。不用说，医院立刻给孩子打点滴退热，当时就退热了。原本以为这只是个突发事件，过去了就没事了。没想到两天之后，孩子半夜又发热，许先生他们只好再把孩子送到医院退热。真是把一家人折腾得不轻！

在中医看来，治病应该是找到疾病的根源，然后铲除病根，才能解决根本问题。要是第一次发热就把病根找到并消除，那应该就不会出现第二次的高热了。

❋ 什么是发热

身体发热一般都是身体感染了致病微生物（细菌、霉菌、病毒、螺旋体等）或者体内有炎症引起的。每当人体出现致病微生物感染，西方医学就会把消灭致病微生物放在首位。由此它们研发出了抗生素、干扰素等各种杀菌、抗病毒的药物，但是身体一有感染就用这些药物真的好吗？

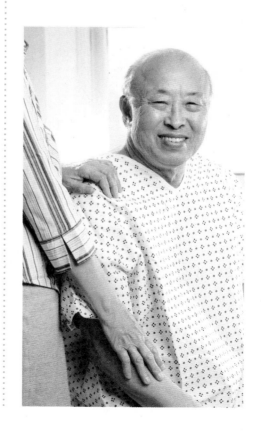

发热时常用的退热药有安乃近、阿司匹林、扑热息痛等，合并感染时还会用抗生素。然而，"是药三分毒"，这些药吃进去之后不但会刺激肠道，还会加重肝肾代谢负担。如果超出了肝肾的代谢能力，将会对肝肾造成损伤。没有代谢完的药物会随着血液循环到达体内其他器官，对细胞产生损伤。损伤的细胞会释放组胺等引起其他细胞的一系列免疫反应，以保护正常细胞免受毒素的损害。然而，过度的免疫反应会造成过敏、湿疹、荨麻疹等症状。这就是为什么现在的小孩出现这么多过敏、湿疹、荨麻疹等免疫问题的很大一个原因。到了一定的时候，这些毒素将成为新的致病因子，而使身体产生更严重的疾病，包括发热。因此，可以说，身体一发热就用退热药而不分具体情况，将会造成恶性循环，只不过这是一个渐进的过程。

✳ 发热的表象

其实，我们的免疫系统在清除体内有害物质时会发生一系列的生化反应，这些生化反应是需要大量的能量来维持和推动的。于是体内就会自动地产生很多热量，从而体温也跟着升高，导致出现发热的表象。

动物和我们一样，也会出现感染发热。但是动物被感染之后，往往是顺应自己的本能，自觉断食，升高体温，通过自身免疫力战胜病菌、病毒，从而恢复身体平衡。作为高级动物的我们抗感染的机制就更为完善。我们生病时发热不是"有百害而无一利"的，适当发热可以增强机体抵御病原微生物的能力，当体温高于正常体温1~2℃时就可以杀灭很多细菌和病毒。另外，适当发热也可以增强免疫细胞的功能，有利于抵抗病原微生物的入侵。

当然，过犹不及，凡事都有个度。应该注意的是：发热时如果体温超过40℃，就不能放任其发展了，应该尽快退热；心脏有病变的发热病人不管体温是否超过40℃都要立即退热，因为发热会加重心脏负担。

值得庆幸的是，现代医学也渐渐地意识到自己的方向性错误。卫生行政部门开始要求各级医院和诊所减少输液和滥用抗生素、退热药等，以防止越来越多的医源性疾病。

2. 体寒百病则生

> 随着空调的普及，一到夏天，无论是在家里还是在公司，无论是在车上还是在室内公共场所，都有冷气吹着。此外，我们还可以享受冰箱里的各种冰冻食品。殊不知，我们在享受清凉的同时，寒邪却在悄悄地侵害着我们的身体。

小嘉长得比较消瘦，在一家大型超市上班。超市里面空调开得很冷，最近，她感觉自己吹空调之后就肚子疼，拉肚子；吃了冷饮也容易拉肚子，于是就来了老中医这里。老中医为她诊断完，告诉她这是受不了寒邪入侵，先可以不吃中药。饮食上可以多吃点温性食物，如鸡肉、鸡汤、大蒜、洋葱。生姜红糖茶可以驱寒、暖胃、解表，每天泡两袋。可以的话上班穿长裤，披件外套。回去后，小嘉按照老中医的方法调理身体，过了几周，所有症状全部消失了。

❈ 什么是体寒

体寒在中医中的解释就是体质虚寒，既"虚"也"寒"，主要由外感寒邪和体内生寒引起。体寒，自然体内的阳气就少，就像水把火浇灭一样；因此，体寒的人往往是怕冷的，

中医里叫"阳虚"。

寒有凝滞的作用，就像流动的水遇到寒冷空气会凝结成冰；很多血黏度高的人，在寒冷的冬天容易形成脑血栓就是因为气血受冷凝滞引起的。

夏天的时候，我们手背上可以看到突起的"青筋"，而受空调冷气吹拂之后则会收缩，这就是中医所说的"寒有收引作用"。

生活在现代社会中的我们是很容易遭受寒邪入侵的，无处不在的空调冷气可谓是罪魁祸首。夏天时，人体长时间处于清凉的气温之中，对外面的炎热环境适应能力变差，人的身体也就变差了。寒凉对人体的伤害是根本性的。这里说的"寒凉"即是中医中的"寒邪"。我们常常可以看到，办公一族常出现感冒、头痛、肩周炎、颈椎病、肌肉酸痛、胃胀、消化不良、痛经等。空调开得越冷，症状也越明显。这就是冷气的寒邪入侵人

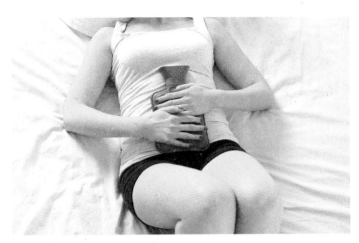

体各个部位的结果。

更糟糕的是，到了冬天，有些喜欢打扮时尚的MM还着装清凉，穿着暴露。这可谓是"要风度不要温度"，这就是MM们容易得关节炎的原因。处于经期的MM如果不注意小腹部保暖，还会出现痛经。因为子宫受寒后，内膜血管过度收缩，导致经血无法顺利排出，"不通则痛"。易使人体遭受寒邪入侵的因素除了空调冷气、冬天的寒风，还包括我们日常吃的寒凉的食物，如西瓜、黄瓜、冰激凌等。

一到夏天，医院常常可以接诊到很多消化系统疾病患者，如食欲不振、胃胀、肠鸣、腹痛、腹泻等。这些疾病的最大诱因就是寒邪入侵人体导致体寒，调节胃肠功能的自主神经功能紊乱，胃肠平滑肌收缩、痉挛而出现疼痛；血液供应减少，消化液分泌也相应减少，因此消化能力降低。胃蠕动减弱、排空减慢，而出现胃胀；吃进去的食物和水（尤其是寒性食物或冰冻饮料）经过胃和小肠的时候没有被充分消化和吸收，到了大肠被各种有害菌发酵产气，就出现了肠鸣；最后很快排出体外，导致了腹泻。

✳ 体寒的危害

寒凉也可导致全身血管收缩、痉挛，气血运行不畅，从而引起各种疼痛，如偏头痛、静脉曲张等。有动脉硬化的人这时候血压往往也会升高，头部血管就有可能破裂，即引起中风。本身体质较弱的人，到了寒冷的冬天如果不注意保暖，这些疾病就更严重。这就是为什么高血压患者容易中风而死亡率增高的原因。

体内生寒的常见原因之一是熬夜。夜晚也是人体营造气血的时间。

只有让身体安静下来，好好睡上一觉才能恢复白天气血的消耗。因此，不管熬夜从事脑力活动还是体力活动，不但耗损气血，还占用了人体自我修复的时间，可以说是让身体"雪上加霜"。有过熬夜经验的人都知道，一到凌晨三四点，就会感觉手脚冰凉，头脑不清醒。这就是气血损耗过多的缘故，而且这个时间点的气温也是一天中最低的，寒邪容易侵入人体。

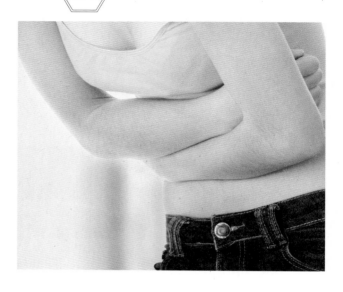

体外的寒邪也许还不是最可怕的，因为外感体寒很容易清除。如中医常用的吃一些辛温散寒的食物、针灸、刮痧、拔罐甚至体育运动等都可以轻易驱寒。而最可怕的是外寒和体内病因结合，形成迁延难愈的疾病。

❄ 外寒结合内病

寒和瘀结合，可导致许多心脑血管疾病。比如冠心病和中风，就有寒和瘀的双重特征。调理这些疾病，如果只是一味地活血化瘀，不祛除寒气，只能暂时缓解症状，而不能从根本上解决问题。

寒和风、湿结合，会形成寒湿。风、湿、寒结合最容易导致的是风湿和类风湿性关节炎，关节发热、红肿、疼痛，怕冷反复发作，天气由晴朗而变得恶劣时会感觉到明显不适。这时既要祛风、除湿，又要驱寒。

寒气久郁在里，也可能化热。有些疾病，比如口腔溃疡、痤疮，表面上是上火，体内却是寒凉而喜欢暖和的。许多医生被表面假象迷惑，用清热泻火的方法，使疾病越治越重。

除了以上疾病，寒邪入侵导致的体温降低还会引起抑郁症、妇科病、糖尿病甚至癌症等。

✳ 如何判断寒性体质

怎么判断自己是不是寒性体质呢？如果你有以下的症状，请数一下你的症状有多少项。

1）关节痛（包括肩、颈椎、腰椎、膝等所有关节）

2）头痛

3）耳鸣

4）胃胀、消化不良

5）腹泻

6）怕冷

7）舌苔薄白、润滑

8）咳嗽

9）脸色苍白

10）痛经

以上10项中，有1～2项症状的为"潜在寒证"，3～4项症状的确诊为"寒证"，5项以上症状的为"重度寒证"。"寒证"和"重度寒证"的人需要及时驱寒补虚，调理阴阳，达到正常体质。

3. 心脏降温让情绪低沉

> 我们都知道，一年四季中，春天到夏天，气温是逐渐升高的，阳气也上升，人的情绪也越来越容易高涨，炎热的夏季甚至令人脾气暴躁；而到了秋天，气温开始下降，阳气逐渐收敛，阴气渐盛，人的心情变得舒畅；到了冬天，气温进一步下降，人感受寒冷时会全身缩成一团，以防热量散失，情绪也变得消沉、低落，不喜欢外出活动。

为什么会出现这种现象？

原因就在于，心脏的温度影响着我们的心理活动，包括思维和情绪。中医认为：心主神志、心藏神。神是指人们的精神、意识、思维活动。所谓"春生、夏长、秋收、冬藏"，寒冷的冬季，心感寒而凝，神潜藏于心，精神、思维活动也变得不那么活跃，情绪则变得比较消沉。

❋ 心受寒的表现

身体遭受外寒侵袭的时候，首先是体表感觉寒冷。然而五脏与体表各部位都有对应关系，体表受寒之后自然会导致相应的脏腑受寒。如心在体合脉，开窍于舌，其华在面，在液为汗。气温降低的时候，皮肤血管收缩，毛孔闭合，汗液分泌减少；气温再降低一些，人会感觉明显的寒冷，

心跳加快、脸色通红、打哆嗦。打哆嗦是骨骼肌肉在收缩，是人体产生热量维持体温的重要方式。这些都是心受寒的表现。

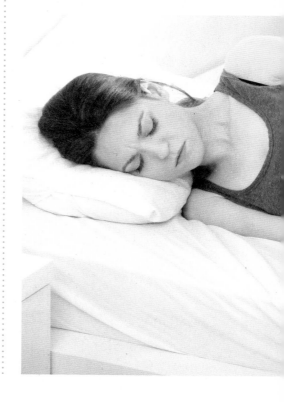

夏季吹空调以及冬季寒冷的时候，一定要注意身体的保暖，防止心脏感受过多的寒邪，从而加重心脏的负担。

✳ 受寒的表现

阿雯读书的时候经常运动，身体很健康。大学毕业那年，刚上班两个月就出现心悸、焦虑、情绪消沉等症状。去医院一检查，血压正常，其他项目基本上也是正常的。医院没给她

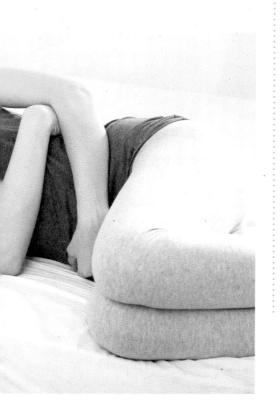

满意的答案，于是她来到老中医这里咨询。老中医一听她说这些症状就问她上班的地方，办公室的空调是不是开得很冷。她想了一下，说确实是。老中医告诉她问题就在这里，而且她最近应该缺乏运动。她听了连连称赞老中医料事如神。老中医给她开了点活血化瘀和温里驱寒的中成药，并建议她上班时把空调温度调高一些，注意保暖，可以喝点姜茶，有空要去户外运动。两周后她给老中医发微信，说她按照老中医的嘱咐去做，现在症状已经消失了。

其实她会出现这些症状是有道理的：在五行中，心属火，火属阳。寒邪属阴，阴盛则损阳。因此，过强的寒邪入侵人体，到达心脏，使心脏降温，凝滞了心的思维功能，六神无主，就出现了心悸、焦虑、情绪消沉等症状。心受寒导致情绪消沉，整日里萎靡不振，兴致索然，是办公一族的通病。有这些症状的人往往工作没激情，做事犹豫不决、心不在焉、效率低下，这样会对生活和工作造成极大的负面影响。

4. 升温加速血液循环

> 我们都有这样的经验:冬天的时候,皮肤温度较低,摸起来比较凉,看起来甚至有点苍白、开裂,有些人则冻得通红;夏天的时候,皮肤摸起来比较温热,看起来也是红润的,有些比较瘦的人甚至可以看到明显的"青筋"。这就是温度影响气血运行的现象。降温阻碍气血运行,升温则促进气血运行。

有磊磊今年10岁,正是爱玩的年龄,第一次来到大城市,食欲也特别好,看什么都新鲜,看什么都想吃。有次逛商场的时候,他看到有个地方在卖冰淇淋,就吵着要吃。他妈妈告诉他,大冷天还吃冰淇淋,会吃坏肠胃的。可他不听,非要自己买,还一下吃了两个,吃完后又去吃了半个小蛋糕。

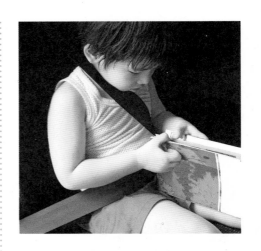

半个小时之后,他就说肚子疼,想拉肚子。他妈妈赶紧带他去厕所,他断断续续拉了两三次还觉得不舒服。他妈妈只好又去药店买了正气天香散给他吃,这才解决问题。

孩子受寒引起的疼痛主要是经络里运行的气血不通造成的,因为寒有凝滞的特性。磊磊吃了寒凉的冰淇淋,寒气凝滞了胃肠经络的气血运行,出现疼痛和腹泻。正气天香散含有乌药、香附末、陈皮、苏叶和干

姜,有温中散寒、行气止痛的功效,可以治疗多种因受寒而气血运行受阻导致的疼痛。

✳ 寒气引起疾病复发

有胃病的人都有这样的经验:当肚子不小心着凉时,过不了几分钟,胃病就会复发,出现胃痛、胃胀、食欲不振、思维呆滞的症状。就算是之

前没胃病的人，肚子着凉也容易出现胃部不舒服。这就是寒邪侵入胃部导致气血运行受阻而引起的疼痛和功能紊乱。

"十个胃病九个寒"，只要避开冷气，注意保暖，吃一些暖胃的食物（如生姜）或喝一杯温水，胃痛的症状就可以大大缓解。虽然感冒有风热感冒和风寒感冒之分，但大部分感冒是受了风寒引起的。风寒感冒常常伴有头痛，这是寒凝引起头部气血阻滞的表现。女人们常见的痛经也常常是在着凉之后出现，这时候可以用热毛巾敷在小腹疼痛处，同时喝一碗红糖生姜茶会有不错的效果。

❋ 风湿性关节炎

关节炎也是常在天气转凉之后加重症状。有风湿性关节炎的人，冬天的时候只要天气转冷，关节就会疼痛，天气转热就变得舒服，这比天气预报还准。这些症状也可以通过驱寒、祛湿而得到缓解。

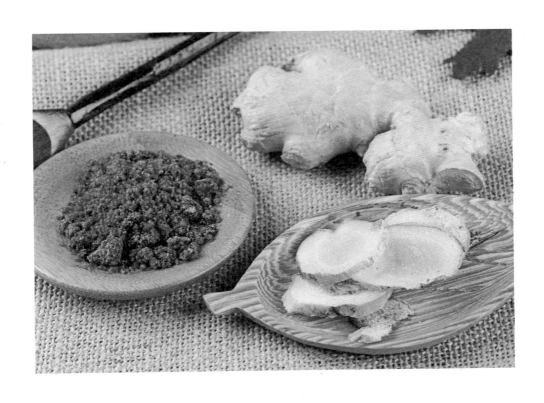

5. 勿食寒性食物

> 寒邪入侵，除了冬天寒冷的天气和夏天的空调冷气，还有吃寒凉的食物。寒凉食物包括冰箱冰冻食物、冷饮以及中医里面的寒性、凉性食物。

现在几乎每家每户都有冰箱，冰箱里放着各种家人爱吃的冰淇淋、雪糕、冷饮和瓜果等。夏天的时候我们肆意地享用着冰箱里的食物，更有甚者，有些人冬天也有吃冰淇淋的嗜好。然而，这些冰冻食物带给我们的不仅仅是"透心凉"，更多的是寒邪入侵人体的伤害。最直接的伤害就是胃肠损伤，容易造成食欲不振、消化不良、肠鸣、腹痛、腹泻等。

✳ 寒气伤胃易致疾病

为什么会出现这种情况呢？前面也有详细的解说。从中医的角度讲，"胃喜暖恶寒"。也就是说，胃喜欢消化暖和的食物，而对冰冷、寒凉的食物比较敏感。吃了寒凉的食物，胃感受到寒冷，平滑肌收缩，蠕动和排空会减慢；同时血液循环减少，导致胃消化液分泌减少。这些都会导致胃胀和消化不良。

中医认为，脾胃起固摄作用。当脾胃遭遇寒邪侵袭之后，对肠道内食糜的固摄作用严重削弱，从而造成腹泻。夏天的时候，医院偶尔还能接诊到因为吃冷饮而导致心脏病发作的病人。寒凉食物除了会引起胃肠不适，还会诱发心脑血管疾病。胃和心脏在人体中的位置是相邻的，寒凉食物经过食管的时候也经过心脏旁边，进入胃里还是跟心脏接近，这就是为什么吃冰冻食物有"透心凉"的说法。胃部受寒凉，自然也会使旁边的心脏"降温"。这对患有心脏疾病的人是比较危险的，因为心肌血管收缩，血压升高而易破裂。因此，要少吃寒性和凉性的瓜果。

冰冻食物则更要少吃，刚从冰箱里面拿出的瓜果尽量不要立刻食用。患有消化系统疾病的人建议不吃冰冻食物。冰冻的食物属性寒凉，这个大家都知道。寒性和凉性的食物则是容易被忽视的隐形寒邪杀手。

判断食物属性的方法

◇根据食物的成熟时间，夏天成熟的瓜果（除了荔枝和龙眼）大部分是寒凉性的，如西瓜、苦瓜、冬瓜、哈密瓜等；冬天成熟的瓜果往往是温性的，如金橘、红枣等。

◇根据食物的味道，苦味的食物大部分是寒凉性的，如苦瓜、莲子等；辛辣味的食物一般都是温热性的，如辣椒、胡椒、葱、姜、蒜等。

◇根据烹调方式，油炸、煎、炒可以增加食物的温热属性，水煮、焖、蒸则可以增加食物的寒凉属性。

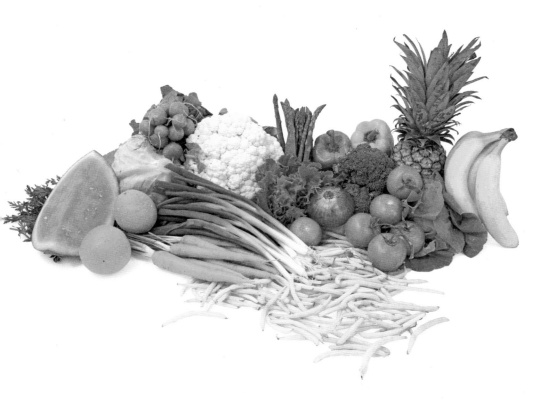

◎ 常见食物属性表 ◎

	寒性	凉性	平性	温性	热性
五谷杂粮	无	小米、小麦、大麦、荞麦、薏苡仁	大米、玉米、燕麦、青稞、黑米、白芝麻、黑芝麻、红薯	糯米、高粱、黑米、薏米	无
蔬菜	藕(生)、马齿苋、海带、紫菜、豆芽、苦瓜(生)、空心菜、木耳菜、竹笋、海藻	芹菜、茭白、苋菜、花椰菜、菠菜、莴笋、青芦笋、茄子、西红柿、生菜、白萝卜(生)、丝瓜、黄瓜、冬瓜、西瓜皮、黄花菜、牛蒡、红薯叶、红薯藤、西蓝花、油菜、佛手瓜、金针菇、银耳	青菜、大白菜、包菜、茼蒿、四季豆、土豆、胡萝卜、豆角、山药、葫芦、芋头、香菇、黑木耳、平菇、口蘑	白萝卜(熟)、韭菜、藕(熟)、蒜薹、青蒜、洋葱、香菜、南瓜、魔芋、刀豆	无
水果	香蕉、哈密瓜、西瓜、柚子、阳桃、猕猴桃、香瓜	雪梨、刺梨、山梨、枇杷、橙子、山竹、草莓、杧果、苹果、橘子、芦柑、火龙果、南酸枣、百合	椰子肉、椰子汁、无花果、沙果、李子、菠萝、波罗蜜、葡萄、橄榄、樱桃、梅子	金橘、石榴、木瓜、大枣、黄皮果、柠檬、杏、荔枝、杨梅、龙眼(桂圆)、山楂、桃子	榴梿
豆类及其制品、坚果、干果	无花果、柿饼	绿豆、马豆、豆浆、豆腐皮、豆腐脑、腐竹、豆腐渣、豆腐、面筋、菱角、罗汉果	豌豆、赤小豆、黑豆、黄豆、扁豆、蚕豆、葵花子、榛子、白果、腰果、莲子、花生、西瓜子、杏仁、板栗	橘饼、核桃、核桃仁、松子仁、海松子、槟榔	无

	寒性	凉性	平性	温性	热性
鱼、肉、蛋、水产类	螃蟹、蛤蜊、牡蛎肉、蚌肉、田螺、松花蛋、乌鱼	鸭肉、田鸡、兔肉、水牛肉、鲷鱼、鲍鱼、鸭蛋、甲鱼、海参	鸡蛋、鹌鹑蛋、猪肉、鹌鹑肉、鸽肉、鹅肉、鲫鱼、黄花鱼、鲈鱼、鲤鱼、乌贼鱼、鲛鱼、沙丁鱼、金枪鱼、鲑鱼、干贝	鹅蛋、羊肉、羊肚、羊骨、牛肉、黄牛肉、牛肚、鸡肉、黄鳝、带鱼、鲩鱼、鲢鱼、鲶鱼	无
奶类、饮品类	栀子花茶、金银花茶、人参叶茶、苦丁茶	牛奶、椰子浆、蜂蜜、马奶、绿茶、菊花茶	酸奶、母乳、豆浆、蜂蜜、千日红茶	白酒、啤酒、红酒、黄酒、咖啡、红茶、茉莉花茶、玫瑰花茶、桂花茶	无
调料类	食盐、酱油、白矾	无	白糖、冰糖、味精、菜油、麻油、花生油、豆油、饴糖	葱、生姜、干姜、大蒜、芥末、花椒、孜然、茴香、红糖、醋	辣椒、胡椒、肉桂、咖喱粉、八角
中药类	珍珠、栀子、石斛、白茅根、芦根、夏枯草、天门冬、大黄、柴胡、黄檗、车前子、熟地黄	胖大海、决明子、薄荷、鸡冠花、金钱草、地黄、白芍、沙参、益母草、西洋参、冬瓜子	燕窝、玉米须、天麻、荷叶、白茯苓、赤茯苓、甘草、酸枣仁、灵芝、蜂胶、阿胶、鸡内金、郁李仁、桃仁、皂角、茵陈、黄精、党参	枸杞子、松花粉、五味子、川芎、红花、当归、紫苏、橘皮、五加皮、豆蔻、丁香、黄芪、冬虫夏草、白术、姜黄、竹叶、白芷、人参、艾叶、杜仲、太子参	荜拨、麻黄、鹿茸、乌贼骨、沉香

6. 身体保暖去除百病

> 前面已经说过，体寒可以生百病，身体受寒阻滞气血运行，导致各种疼痛不适。解决这些问题的方法就是升高体温，注意保暖身体。

小风是个顽皮的孩子，一到冬天特别喜欢打雪仗，而且还不戴手套。每年的第一场雪之后，他的一双手就会长很多冻疮，手指又红又肿不成样子，疼的时候还会哇哇直哭。他妈妈看到了就会训他几句，然后用50℃左右的水加几块姜片、放少许盐，给他泡手，接着涂蛇油膏，最后戴上手套方完事。小风妈妈还是懂点中医常识的，带皮的姜是温性的，去皮的姜则是热性的。热水里加姜可以很好地增加热水的温热作用，手泡在里面可以促进血液循环。此外，姜和盐都有杀菌消毒作用。

应该特别注意保暖的主要有三类人群：老人、小孩、经期妇女。

✳ 老年人如何保暖

老年人的体温比年轻人的低一些，各个器官系统的功能也在衰退，对寒邪的抵抗力降低。到了秋天和冬天，老年人尤其要注意添加衣物。寒冷的冬天，帽子、围巾、手套、棉鞋、袜子等都不能少。除了面部，其他部位露在外面都容易受寒。

老年人夏天也尽量不要喝冷饮，应多吃温性的食物，促进消化吸收；夏天尽量少吹冷气，如果难以避免，可以披一件外套。冬天睡觉时，如果没有暖气，可以睡电热毯。

✳ 孩子如何保暖

小孩虽然体温比成年人稍高一些，但是各个系统尚未发育完善，对寒邪的抵抗力也较差。夏天时，小孩防寒保暖要注意少吃寒凉的瓜果（如西瓜、苦瓜、黄瓜等），少喝冷饮。儿童和青少年处于生长发育的重要时期，一定要多去户外参加体育活动，这也是祛除体内寒气和增强免疫力的重要方法。同时，运动也要科学且适度，过度运动不但对身体无益，还可能会造成很大的危害。

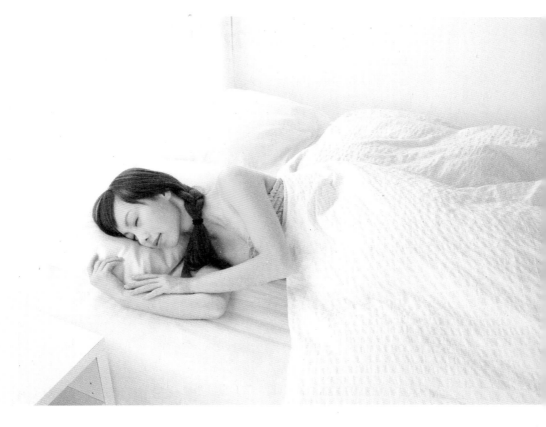

❊ 经期妇女如何保暖

女性经期容易痛经，有很多女性会认为这是生理期的一部分，是正常现象。要真是这样，那女人的一生将是多么痛苦！其实很普遍的一个原因是受寒了，经血不通才会痛。

现在的女孩子不管是夏天还是冬天，为了时尚都穿得比较少；为了减肥，吃的大部分是寒凉的蔬菜水果，温性的鱼禽肉蛋则吃得少。

解决痛经问题还是要从根源入手。建议女性朋友们，平时保证吃足够的蔬菜水果的同时，温性的鱼禽肉蛋还是要吃一些的，以防止贫血。同时，还要注意保暖，暖暖的女人才不生病。另外，经期的时候建议穿长裤，少穿短裙或短裤，以防止寒气从下半身入侵。而且，腹部还可以缠腹带，但需要注意不要缠太紧。

7. 家有妙法保健康

> 太阳不仅孕育了地球上的万物，还帮助治愈很多疾病。冬天的时候，大家都喜欢晒太阳，借助太阳的热量给身体加温，补充阳气。春天的时候，蛇、壁虎喜欢待在有阳光的草地上，借太阳的能量帮自己祛除冬天积累的寒气。

不管是夏天吹多了空调冷气还是冬天天气寒冷导致心脏受寒，都有一个简单有效的驱寒方法——晒太阳。

❋ 晒太阳能补阳气

晒太阳不仅可以驱寒，补充人体阳气，还可以改善消沉的情绪，让心情也变得阳光。不过要注意的是，夏天晒太阳尽量选择阳光不是太强烈的早晨或傍晚。冬天晒太阳要尽量选择阳光强烈的中午或午后，并注意避免风寒。晒太阳的时候尽量将自己的背对着太阳的照射方向，因为背上有很多人体的重要穴位，这样可以很好地补充阳气。

❋ 适度补充活血药

活血药有三七、丹参、川芎等，驱寒可以吃一些生姜、胡椒；狗肉、

羊肉虽然有温补作用，但是胆固醇和饱和脂肪含量太高，要少吃；喝适量的白酒有温暖身体的作用，可以促进血液循环，但是过量就会导致血压升高，因此喝酒一定要慎重。对于我们来说，除了晒太阳，保暖的简单方法是根据环境和天气适当增减衣服。

❋ 吹空调要注意保暖

曾经有个年轻白领到老中医这看胃病，嗳气、胃胀、消化不良，食欲不振。之前在别的医院消化内科看过，吃了很多药都不见效；后来又去别的地方看中医，吃了一些中成药，症状基本消失了。可是停药两天之后又复发了，症状跟原来一样。

老中医看了下他在那些医院做的体检：HP（幽门螺杆菌）感染阳性；胃镜显示——中度浅表性胃炎。他问老中医，是不是之前的治疗方法不

对。老中医告诉他，如果HP感染是阳性，医院消化内科的治疗方法一般是给病人开抗生素，但对有些病人效果比较差；那个中医用的方法应该是没错的，不然你的症状就不会减轻，但他忽略了一点。年轻人满脸疑惑。老中医告诉他，在上班的时候吹空调要注意保暖，尤其是腹部，更不能直接对着空调吹。随后，老中医给他开了点温补脾胃的药。后来他发微信告诉老中医，按照老中医说的去做，他的症状没再出现。

夏天的时候，很多人白天上班吹了一天的空调，晚上回到家中又来个冷水浴清凉一下。这可谓是"寒上加寒"。夏天空气湿热，人体吹冷气和

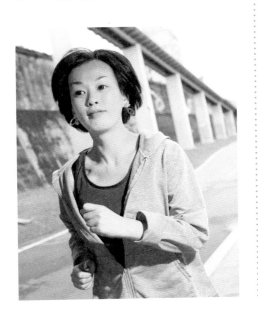

洗冷水澡都会使毛孔闭合，湿气凝滞在体内，到了冬天一遇到寒风，就容易诱发风湿性关节炎。

相反，如果白天吹了一天空调，回到家中泡一个38～43℃的温水澡，则可以给"冰冻"了一天的身体加温，促进气血运行，驱寒祛湿。温水中还可以加一些磨碎的姜、陈皮等，增加温热的效果。药物特有的香气也可以愉悦人的心情。

对于身体内部的寒气，通过吃温里的食物相对晒太阳和泡温水澡有更好的疗效。喜欢吃海鲜的人都知道，吃海鲜的时候往往会同时吃一些生姜。姜是温性的，可以抵消海鲜的寒性，避免身体受寒。

❋ 适度运动能补阳气

体育运动是给身体增加温度的简单有效的方法。我们都有这样的经验，冬天的时候，要是屋里没有暖气，外面又没出太阳，我们总是不肯静静地坐着，而是到处走动。这就是因为运动通过肌肉的收缩和舒张能产生更多的热量，给我们的身体加温。运动时适当出汗还可以排出体内毒素、湿气，同时也可带走一些寒气。

Part 09
养好骨更长寿

都说"人老腿先老"，
人老之后不仅腿会出问题，
更容易出现腰酸背痛，
这些都归结为"骨"的问题。
近年来随着生活和工作方式的改变，
罹患骨骼疾病的人群越来越年轻化。
脊不正，骨不硬，
引发病痛更是极大地影响生活质量。
养骨是养生的重要内容，
是一生都要重视的事情。

1. 养老先养骨

> 俗话说："人老腿先老。"其实不仅仅是腿部，由于年龄增长，我们全身骨骼的强度也会大不如前，很多人出现了骨头酸痛、骨质疏松的问题，有些人还多次发生，给日常生活带来了很多不便。要想有健康快乐的晚年，就一定要重视骨骼的养护，养生更要先养骨。

中医调理疾病有"一针二拿三用药"的治疗流程，这是中医专家们对付各种疑难杂症时屡试不爽的方法。就拿高血压来说吧，有些找不到病因的高血压吃降压药怎么都降不下来，如果去检查脊椎的话就会发现原来是脊椎出了问题。

✳ 脊椎弯曲影响血压

中医院曾经有过这样一个病例。这位患者是男性，姓方，是一位刚退休不久的机关干部。他刚来到中医院，就把一沓体检报告放到老中医面前，告诉老中医他的血压有点偏高，吃了将近一年的降压药都没啥效果，就来看看中医有没有办法，这是将近一年来他的体检结果。老中医拿过来细细翻看了一下，发现都是各方面的化验单、B超等，大部分都是正常的，

就是血压有点偏高。老中医还发现他的坐姿明显有点向右偏。于是问他之前有没有做过脊椎检查。他回答说没有，又说自己确实有好长一段时间腰背疼痛了。老中医建议他先去做个脊柱检查。

他听从了老中医的建议去做脊柱检查，检查结果表明，他的颈椎曲度有变形，胸椎出现错位。老中医告诉他，他的问题可能就出在脊椎上。

后来老中医给他做了五个疗程的针灸和推拿，加上一些内调的中药，他的血压没过多久就降下来了。

《黄帝内经》中有句话说得好："粗守形，上守神。"可见，只有人的形体端正，经络和气血才会畅通，心神才会安定。上面这位方先生，脊椎不正了，影响气血运行，导致血压升高。因此，骨骼端正是健康的首要，也是根本。

❋ 养骨的重要性

骨骼是人体的支架，有了这个支架，人才能保持体形，才能运动。而脊柱是人体骨骼的主干，四肢骨骼连接依附于脊柱才能运动自如，胸肋骨连接于脊柱才能保护内部脏器。更重要的是，脊柱里面是大脑连接四肢和内脏以及全身肌肉、皮肤的脊神经藏身之处。如果脊柱不端正，将可能压迫脊神经，对肢体和内脏功能产生重大危害。可见，骨骼对人体健康十分重要，养生应当先养骨。

骨骼疾病已经成为威胁人类健康的一大杀手，我国关节炎患病人数已经超过1亿，超过28%的人有不同程度的关节不适。此外，肩周炎、颈椎病、腰腿疼痛、鼠标手、网球肘等骨关节疾病成了现代人的常见病。这些疾病以前是老年人的"专利"，现在却有越来越年轻化的趋势。

骨关节疾病如此高发，与现代人的生活方式是不无关系的。由于每天坐着的时间越来越长，运动的时间越来越短，筋骨得不到有效舒展。加上长时间吹空调，导致寒湿侵袭骨关节，容易引起关节炎。此外，饮食营养不均衡也会导致骨骼钙的流失而引起骨质疏松。

养生先养骨，不但是为了预防疾病，更是优质生活的保证。骨骼健康的人不但体形优美，运动自如，而且各个脏器都处于正确的位置，气血通畅，则病邪也难以侵犯。我们只有充分认识到养骨的重要性，才能从每个细节爱惜自己，养护自己。

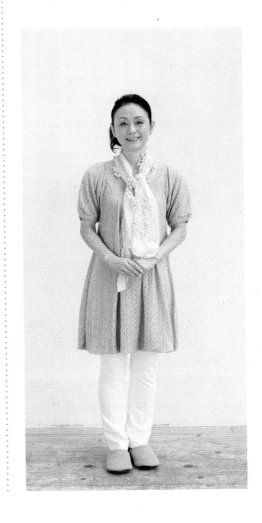

2. 养骨 ≠ 补钙

> 说到养骨或骨骼有问题，很多人只知道补钙，其实不然。中医认为，肾主骨，骨骼不健康的人往往也有其他肾虚的症状。因此，养骨不仅仅要补钙，还应当强肾。

中医认为，肾主骨。我们都知道，人老了之后，牙齿就会渐渐脱落。这是因为肾精衰竭了，无法滋养骨骼，而"齿为骨之余"，所以牙齿也得不到滋养，就慢慢脱落。骨骼不健康的人往往肾也比较弱。临床实践表明，治疗骨骼疾病，通过补肾可以起到很好的疗效。

❋ 腰痛可能是肾虚

去年冬天的某一天，有个有点驼背的、姓邹的老太太来到中医院就诊。老中医刚招呼她坐下，她就用一只手弯到后面去敲自己的背，对老中医说她这腰背痛的毛病有好几年了，一直在按照医生的要求吃钙片，但还是会痛。最近天气冷，她的腰背就更加难受了。老中医给她把了脉之后，又叫她伸出舌头看了看，然后告诉她，她有明显的肾虚症状，腰背痛不仅仅是缺钙、缺营养，还跟肾虚有

关。她恍然大悟，终于知道自己的病因在哪了。接着老中医给她开了一些补肾的中成药，并建议她用羊肉与黑豆煲成汤吃，这款汤水能温阳补肾，还具有滋阴活血的效果，尤其适合肾虚体寒、气血两亏的老人食用。过了两三个星期，邹老太太又来到中医院，高兴地告诉老中医，按照他的方法，她的腰背痛减轻了很多，这几天

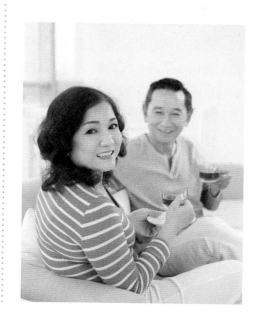

都没感觉到痛了，对医生感激不尽。

养骨还需补肾

从中医角度看，大部分骨骼疾病是由肾虚引起的，养护骨骼先要补肾。根据"虚则补其母，实则泄其子"的治疗方法，因为肾在五行属水，肺在五行属金，而金生水，所以肺为肾之母。因此，补肾可以间接通过补肺来实现。肺有"喜润恶燥"的特性，因此养肺要注意润燥。润燥的食物有银耳、枇杷等。

此外，补肾也可以通过补脾来实现。中医认为，肾为先天之本，脾为后天之本，可以通过补养后天而间接补养先天。脾胃为气血生化之源，脾胃功能变强了之后，自然可以补充肾精和肾气，从而消除肾虚，这样，骨骼也变得强壮。

人体是一个整体，养骨更需要从整体去考虑，调动人体各方面的相关功能，注意补肾、补脾、补肺，才能最终实现有效地养骨。

如何才能补肾

从补肾入手养护骨骼，先要辨别肾的阴阳偏颇，才能有的放矢。不过有一种简单的方法可以判断是肾阴虚还是肾阳虚：肾阴虚的人阴虚而热盛，与肾阳虚最大的区别是五心烦热，即不管夏天还是冬天，身上都是热热的；而肾阳虚的人正好相反，表现为四肢冰凉，夏天身上也凉凉的，特别怕冷。

肾阳虚的患者，平时可将乌鸡、大枣与大米一起煮成粥食用。平时多食用一些具有补益肾阳作用的食物，如狗肉、鸡肉、淡菜、韭菜等。

肾阴虚的患者，可将冬虫夏草、怀山与鸭肉放入锅中，隔水炖熟，做成汤食用。平时多吃一些养肾益精的食品，如黑芝麻、黑豆、黑米、黑木耳、海带等。

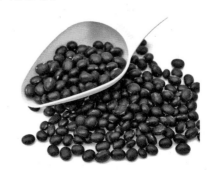

3. 久坐的危害

> 中医有"久坐伤肉"的说法，《素问·痿论》指出："脾主身之
> 肌肉。"人体肌肉的健壮，与脾胃之间有着密切的关系，如果脾气健
> 运，则四肢的营养充足。

一旦久坐不动，四肢肌肉倦怠无力，也会反过来影响脾胃的健康。而现实中久坐的危害远不止这些，久坐不动容易导致痔疮、腰背疼痛、颈椎病、静脉曲张等，因而要避免久坐。

一般的小区里绿化都做得比较好，也有配套的健身设施和方便住户休息的桌椅，可是小区里看到更多的往往是一群老人家聚在一起看报、打牌、下棋，健身设施反倒少有人在

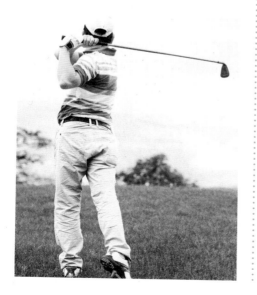

用。这是个很奇怪的现象。

健身运动已成为各个年龄人群的热潮，但还是有些人由于体力的下降，或者懒得动弹，终日坐着很少运动。如果长时间坐在气温较低的环境中打牌或下棋，会导致下肢血液循环不良，诱发或加重膝关节的退行性病变。另外，由于老年人的身体功能本就处在一个衰退的阶段，呼吸肌的力量和肺组织的弹性都比年轻人有大幅度的降低。而久坐不动会使心肺功能更难以得到充分锻炼，加速了其衰退的过程。久坐的人由于热量消耗少，心脏做功减少，心肌收缩无力，还容易患上动脉硬化、高血压、冠心病等。

❋ 久坐导致肺栓塞

如果久坐不动，致命的肺栓塞也会找上门来。因为腿总不活动，会导致下肢静脉血流缓慢、血液瘀滞，形

成下肢深静脉血栓。而当站起活动后，血栓脱落，随静脉血回流到心脏，再到达肺动脉，导致肺栓塞。

久坐不动也会影响到消化功能，使胃肠蠕动缓慢，消化功能降低，日久容易诱发消化不良、便秘甚至痔疮。而运动能够刺激胃肠蠕动，提高食欲，锻炼腹肌，消除便秘，预防痔疮。

久坐不动还会使颈部肌肉和颈椎长时间处于相对固定的位置，会导致局部血液循环不良，使肌肉劳损，发生头痛及颈椎病，这对于素有颈椎病或脑动脉供血不足的老年朋友来说无异于雪上加霜。

✳ 要常活动膝关节

因此，建议广大朋友们要改掉总是坐着不运动的坏习惯，在打牌或下棋时应每隔四五十分钟就站起来走动一会儿，活动一下膝关节，或用手按摩一下膝关节，以促进膝关节的血液循环，从而减少关节内外组织的粘连，并要注意腿部的保暖。平时还应坚持做适当的下蹲、起立交替的活动，还可以将两足平行靠拢，屈膝微向下蹲，双手放在同一膝盖上，顺时针揉动数十次，然后再换另一膝盖，经常练习能疏通血脉，对防治膝关节过早僵硬大有裨益。

对于稍微坐一会儿就容易出现腿脚发麻的人，可以经常做做甩腿运动，具体方法是：一手扶墙，先向前甩动小腿，使脚尖向前、向上抬起；然后向后甩动，将脚尖用力向后，脚面绷直，腿也伸直，两脚轮换甩动，重复50~80次为宜。

对于习惯久坐的人来说，还有一种简单而有效的延缓肺功能衰退的方法，这就是"扩胸运动"。即每坐一两个小时后，站起来，双臂展开，做扩胸活动，次数、强度和频率，应根据自己身体状况而定。同时，由于做"扩胸运动"时需要站起来，这样一个站立的小动作还可以使腿部的肌肉收缩，令下肢的血液回流至心脏，能有效预防深静脉血栓的形成。

凡事过犹不及，坐着虽然比站着舒服，但是久坐的危害确实不容小觑。如工作或其他原因确实要长时间坐着，建议大家每持续坐1个小时就站起来走动一下，这样可以放松一下肌肉和筋骨，促进气血运行，进而防止血瘀。

4. 怎样养骨

> 养骨不仅要从运动、日常生活着手，饮食调养也很重要。营养充足的饮食是身体健康的保障，吃得对，骨骼就能从食物里获取所需的钙质和其他营养，帮助强健骨骼，大大减少骨折的机会。

要养好骨，平时的饮食有很多需要注意的。不要吃过冷、过热的食物，温度适中最好，还有利于消化。最好少吃辛辣刺激的食物，多吃有营养、新鲜的蔬菜、水果，适当地吃一些粗粮。这样既均衡了营养，又能保证健康，可以免受脊椎病的困扰。

❋ 养骨必先强肾

中医认为，"筋主肝，肾主骨"。因此，养骨需先养肾。骨的强壮有赖于肾的阴阳平和、精气充足。食疗就是一个很好的填充肾精、补充肾气以及调整阴阳的方法。另外，适当的科学的运动也能起到强肾养骨的作用。

常见补肾强腰食物

◇牛肉：牛肉性温味甘，营养丰富，其蛋白质含量比猪肉高一倍，有补中益气、健脾养胃、强筋健骨之功效。但是患有疥疮湿疹、瘙痒者宜慎食。

◇排骨：排骨有很高的营养价值，其味甘咸、性平，入脾、胃、肾经，具有补肾养血、滋阴润燥的功效，主治热病伤津、消渴羸瘦、肾虚体弱等。

◇鸡肉：鸡肉性温，味甘，入脾、胃、肝经，中医学认为鸡肉具有温中益气、补精添髓、补虚益智的作用，主治脾胃阳气虚弱、疲乏无力、肾精不足、腰膝酸软、耳鸣耳聋等。

✳ 补钙的重要性

人体本身不能制造钙，只能通过饮食摄取。影响人体吸收钙的因素很多，主要有膳食成分、钙磷比例、年龄、性别以及钙的存在形式等，食物中的钙仅有一部分被人体吸收利用。

由于儿童的骨骼快速生长发育，需要补充大量的钙，而老年人机体组织器官衰退，对钙的吸收能力、利用率、贮存能力均下降，故这两类人群更容易出现钙缺乏的症状，诸如儿童生长发育迟缓、烦躁多汗，老年人腰背及全身骨骼疼痛等。

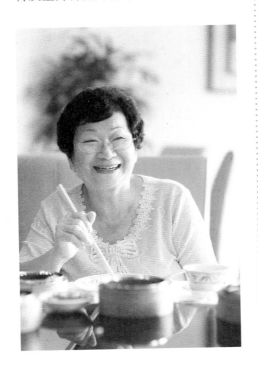

补钙，主要指的是补骨钙，人体中有99%的钙存在于骨骼中，另外的1%则参与人体的各种生化反应。但是，并不是所有吃到肚子里的钙都能轻易地补到骨头上。首先，人体摄入的钙要能被吸收；其次，这部分被吸收的钙还要真正能被用来"补"到骨头上，而不是随着尿液被排出体外。因而，补钙的过程取决于三个因素：摄入量、吸收率、生物利用率。

大部分中国人的日常饮食结构含有的钙都是比较缺乏的。根据《中国居民膳食指南》的建议，中国人每人每天钙的推荐摄入量是800毫克，而大部分人每天摄入的钙不足600毫克，甚至低于400毫克。

根据以上分析，每天吃一些补钙的营养补充剂是很有必要的。最好多种矿物质同时补充，如可以吃复合矿物质制剂。另外，维生素D可以促进钙的吸收和利用，因此建议大家买含有维生素D的钙制剂。活动量大或工作压力大的人所需要的钙也相应增多，出汗多的时候排出的钙也较多。因此，要根据实际情况来增加或减少钙的补充。需要注意的是，每天摄入的钙（包括食物中的）不能超过2000毫克，不然可能出现尿路结石。

✳ 多吃豆类和水果

脊椎经常酸痛或脊椎病患者平时可以多吃点豆类和果实类食品，对肌肉、骨骼、关节的代谢有促进作用，能加快脊椎病痊愈，对身体沉重、关节不利、筋脉拘挛、关节肿痛等症状的治疗效果都比较好。

豆类的营养价值非常高，我国传统饮食讲究"五谷宜为养，失豆则不良"，意思是说五谷是有营养的，但没有豆子就会失去平衡。现代营养学也证明，每天坚持食用豆类食品，只要2周的时间，人体就可以减少脂肪含量，增加免疫力，降低患病的概率。

豆类的种类非常丰富，有大豆、黑豆、黄豆、绿豆、红豆、蚕豆、豌豆、芸豆等，含有丰富的蛋白质和微量元素，有帮助修复病损的作用，可治疗以湿重为主的风湿骨痛、关节酸痛等症。

果实类食物可分为鲜果类和坚果类，不仅种类多，对脊椎也大有好处。新鲜水果含有丰富的维生素C和微量元素，容易被人体直接吸收利用，有助于维持人体酸碱平衡；坚果类富含蛋白质、植物油和不饱和脂肪酸，能预防肌肉疲劳和酸胀。如栗子有补肾、强筋健骨的作用，对筋骨、经络、风湿痹痛或腰膝无力极为有益。青梅有生津止渴、涩肠止痢的作用，对强直性脊柱炎病人有益处，凡风湿骨痛、腰痛、关节痛均可用青梅酒擦患处，可起到止痛作用。乌梅是由梅低温烘干而得，对风湿骨痛能起到很好的辅助治疗作用。

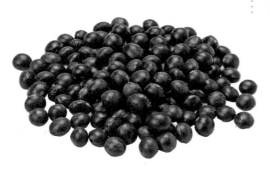

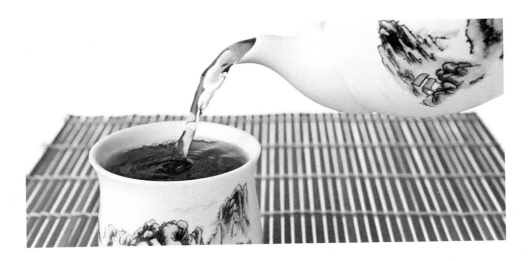

✳ 饭后不宜立即饮茶

茶是日常生活中大家喜爱的饮品，含有很多有益的成分，如茶多酚、多种维生素和氨基酸等，有助于延缓衰老，抑制心血管疾病，提神醒脑。尽管茶具有明显的保健功效，但在饮用中要讲求适时适量，所谓"过犹不及"。长期饮用茶，会损害脊椎神经系统。

过多饮用茶会使茶叶中的鞣酸与人体中的钙相结合，产生不利于人体吸收的物质。所以，喝茶得适量。人体对钙的吸收本来就是很有限的，可以说，吃一片钙片下去，只有1/5被人体吸收，其余的部分都会排出体外。茶中含有"单宁酸"，这种物质会降低人体对钙质的吸收。

人体骨骼的强度主要由骨骼中钙质的含量决定，一旦钙质丢失或者不能得到有效补充，骨骼的强度就会严重下降。脊椎是体内承受重力负荷最大的骨骼，我们站立、行走都需要脊椎的支撑，一旦脊椎的强度降低了，就难以承受身体的压力，导致脊椎变形，表现出站立或行走困难、腰酸背痛等症状。

同时，饭前饭后20分钟左右不宜饮茶，否则会冲淡胃液，影响食物消化。空腹饮茶甚至会引起心悸、头痛、眼花、心烦等"茶醉"现象，严重的还会引起胃黏膜发炎。

正确喝茶方法是：餐后1小时再喝茶，慢慢小口品饮，并续水2～3次；喝茶以清淡适量为宜。

Part 10
修心保持安宁

用"心"才能做好事，

养生也要养好"心"。

心是五脏中最重要的脏器，

心主神、藏神，

神主宰着人体的所有活动。

心神不宁，

其他功能也会变得混乱无序，

外邪入侵而得病。

养心是养生防病的首要任务。

1. 养生先养心

> 明代李梴《医学入门》有句话叫"心者，一身之主，君主之官也"，即心是一身的主宰、君主性质的器官。我们前文已经介绍了，经络是以五脏为中心而连接人体所有其他部位的，而心又是五脏之主。因此，心是五脏经络之主，是人体最为重要的脏器。

在这中医五脏之中，心是最为特殊的。人体每个脏腑所处的位置和结构都有特定作用，如大家都知道，从西医角度看，脑部是人体最重要的器官，它由坚硬的颅骨包裹和保护着，而其他器官没有。心是由一个特殊的器官（心包）包裹和保护着，其他器官没有这种特殊的保护。因此在中医看来，心在整个人体中是最为重要的。

❋ 心的重要性

心是全身血脉汇聚的地方，也是神明藏身之所。心主宰全身的功能又是通过"主血脉"和"主神明"两个主要功能来实现的。所以，当我们感觉"心神不宁"的时候，会手忙脚乱、无所适从。这是因为心神乱的时候，各个器官失去了神的主宰，气血也变得混乱，因而出现功能混乱。因

此，对于我们治病和养生来说，都要以养心为先。

钟阿姨前几年常常会感到心前区不适，有时候是刺痛，有时候是沉重感，每次出现不适持续的时间都只有一两秒钟。后来去医院检查，发现血压偶尔偏高一点，但是不稳定。自从查出这个问题之后，钟阿姨整个人的状态一直都不怎么好。有一天她来到老中医这里做调理。老中医知道她有一个很大的问题就是家庭不和睦，她老公好吃懒做，还爱赌博，子女们又不学好，几乎每天都跟他们吵架。于是老中医告诉她，要想调理好高血压首先要调理好心态，心是五脏之主、经络之主、全身之主。一旦心神安宁了，接下来调理起来就好办了。然后，老中医建议她以后别再为家人操过多的心了，生气是拿别人的错误惩罚自己。虽然现实很残酷，但也要学会随遇而安。

给别人调理高血压的时候，老中医常常是在扮演一个心理医生的角色。因为心就像一个国家的君主，君主整天不务正业，宰相、将军、官员也会变得无所适从，这个国家怎么治理都会于事无补的。当君主变得贤明，一心为江山社稷着想的时候，国家治理起来也就容易了。

❋ 安稳心神祛疾病

人们常说，很多人查出癌症之后不是被癌症夺取的生命，而是被吓死的。事实也是那样，当被诊断成癌症之后，整个人变得六神无主。前面已经说过，心神主宰着人体所有的生理活动和心理活动，这其中包括人体对疾病的抵抗功能。心神紊乱的时候，对疾病的抵抗功能就减弱了，也就是常说的免疫力变差，此时人体对癌细胞的杀伤能力变差。如果将人体正气与病邪的对抗比作一场战役，那心神就是我们人体的指挥官，正气就是我们自己的士兵，而病邪是敌人。当心神这位指挥官头脑混乱的时候，老是给士兵下错误的命令，那我们的士兵（正气）很可能就会打不过敌人（病邪），这意味着人也就病倒了。

❋ 保持好心态

其实面对任何疾病都是一样的，首先自己的心态要好。心主血脉而气血不乱，心主神明而心神安宁，其他脏腑方能各司其职，齐心协力抵御疾病的伤害，病也就好得快。

平时无病养生的时候，也要先把心养好，气血顺畅，心神安宁，各种病邪也就很难入侵人体。其实养心不单单是对疾病的抵抗方面发挥了重要的作用，在人体无疾病时也是起关键作用的。

如果把人体抵抗疾病时看作是一个国家的战争时期，那人体无病时就是国家的和平时期。和平时期的主要任务是建设国家，国家建设活动的有序进行也是需要有政府统一领导的。人体也是一样的，无疾病时需要补充精气耗损，调整阴阳，这些活动的有序开展离不开心神主宰作用。

2. 养心的重要性

> 心既为一身之主，当心不定时，全身脏腑功能都会受到影响。当心神安定时，全身脏腑功能就容易回到正轨，病邪也容易祛除。因此可以说，百病由心生，百病由心灭。

其实有很多疾病是先由心的主宰功能失职而引发的。如中医中有"七情内伤"一说，过度的喜、怒、忧、思、悲、恐、惊都会扰乱心神，导致气血逆乱而生病。

很多人都会有这样的经历，当我们整天都有很多事情要考虑，又事事不顺利，心中充满了愤怒、担忧、焦虑等不良情绪时，往往很容易出现感冒、头痛等。这是因为，不良情绪引起心神不宁、气血逆乱，各个脏腑功能失调，无法联合起来共同抵抗外邪入侵，人也就很容易生病。

✳ 情志不可过度

过度的七情内伤除了会导致身体对外邪的抵抗力变差，还会直接伤及脏腑。老中医常常能接诊到一些在校的学生，而且老中医发现一个规律，很多学习成绩比较好的学生往往是因为食欲不佳而来到他这就诊。如前段时间来他这的小凌就是这种症状。

小凌读书很刻苦，每天晚上看书到半夜，在班上经常考第一名。老中医刚招呼他坐下的时候，他就跟老中医说了自己的情况，他最近经常吃东西没胃口，尤其是最近快要期末考试了，他的胃口就变得特别差。老中医看了下他的面部，比较苍白，整个人瘦瘦的，感觉有气无力。可以诊断这是小凌脾胃虚弱造成的。

随后，老中医告诉小凌，由于他平时读书过于用功，思考太多，伤及了脾胃，导致食欲不振。然后，老中医给他开了一瓶归脾丸带回去吃。归脾丸对于治疗思虑过度、心脾两虚、食欲不振有很好的效果。一个星期之后，老中医遇到了小凌，发现他的脸色红润了一些，就问他身体怎么样了。小凌说自己现在好多了，胃口也好多了。

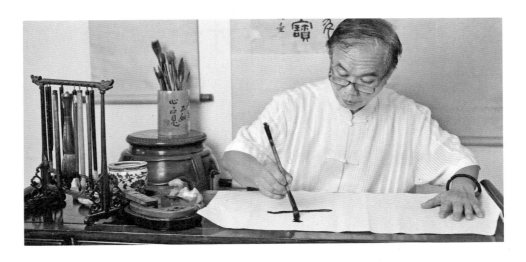

✳ 五志与五脏

　　中医认为，五脏心、肝、脾、肺、肾分别与五志喜、怒、思、悲、恐相应，不同的情志过度在身上表现时分别会伤及相应的脏腑。但因神主宰着所有的情绪活动，所有的情志活动都会对心造成影响，也会对其他脏腑产生影响。我们都知道，有心脏病的人应当尽量避免发怒，虽然肝在志为怒，过度的怒也会伤及心。

　　心神主宰全身的一切活动，因此心神不定对所有脏器都可能造成伤害。相反，当某些脏器出现疾病时，也应当先从安定心神入手，让气血变得顺畅，病才能好得快。如医生给病人看病的时候，对于心理负担比较重的病人，心理抚慰是不可或缺的一环，给病人战胜疾病的信心，病才能好得快。

　　我给别人调理疾病的时候，就喜欢叫我的病人没事时多听听优美的音乐，或者看看喜剧电影、综艺节目什么的，让自己心情愉快、舒畅，病也会好得更快。尤其是心血管、脾胃、肝胆等方面的疾病，这些疾病很容易受情志的影响。俗话说"心病还需心药医"，容易受情志影响的疾病，就更应该放松自己的心情，才能有利于恢复。

　　百病由心生，百病由心灭。心在志为喜，也就是常说的要保持心情愉快。心情对健康来说是非常重要的，这也是为什么世界卫生组织会将"愉快的心情"列为健康的四大基石之一。

3. 心肾相交才会健康

> 心和肾是五脏中的重要脏器，心肾是否和谐影响睡眠健康。心属阳，肾属阴，只有心肾相交才能保持阴阳平衡。

每年的"小长假"过后，老中医都会接诊到几个腰膝酸软、失眠多梦的病人。为什么会这样呢？原来，"小长假"是青年男女结婚的集中时期。新婚男女往往会房事过度，加上婚礼期间要招呼客人，事情特别多，因此也是劳心劳神的。心和肾同时变得虚弱，就出现了心肾不交而导致腰膝酸软、睡眠不畅。

❈ 心和肾的关系

心在五行中属火，肾在五行中属水，有人会觉得，水火不相容，怎么会相互影响呢？其实不是这样的，人体作为一个整体，各个脏器当然要相互协调才能保持健康状态。心火下降至肾，能温养肾阳，肾水上升至心，能涵养肾阴。正常情况下，心火和肾水相互上升和下降，彼此交通，保持动态平衡。当这种平衡被破坏时，心火和肾水将会无法交通，就叫作心肾不交。

❈ 心肾不交的危害

心肾不交多是因为肾阴亏虚，阴精不能上承，或心阳扰动，阳气不能下沉而导致的。

有一年夏天，70多岁的柳大爷到老中医这就诊。他跟老中医说自己的情况。原来最近他的小儿子不听他的话又想去赌博，他当场就跟他小儿子吵了一架。今天早上起来发现身上没劲了，然后就跑到老中医这来了。老中医给他诊断一番后问他有时候是不是感觉手脚冰凉，还会出现尿频尿急的症状。他回答说是。老中医告诉他，他这是典型的心肾不交，是生气的时候心火扰动，导致心阳不能下沉，造成了肾阳不足。随即，老中医给他开了镇静安神的药，嘱咐他放宽心气，按时服药。

虽然是炎热的夏天，但是柳大爷出现了这些症状，这也不足为奇。他的病根在于心火扰乱，因此只要吃一些降心火、镇静安神的药就好了。

4. 静坐和冥想

> 养心安神的方法有很多，如瑜伽、太极拳和八段锦。如果你这三项都不会，那也应该掌握一种最简单的方法：静坐和冥想。

静坐和冥想是养心安神的极佳方法。我们小时候都很爱看武侠小说或者电视剧，里面的武林高手练习气功或疗伤的时候都是要先盘腿静坐，然后再打通经脉。可见，静坐和冥想对于养神的重要作用。

❄ 静坐可养神

静坐的具体方法是：放下手头上的所有事情，尽量避免别人的打扰。选择一个较安静的地方，找一个可舒适地坐着的凳子或椅子等，以舒适的姿势坐着。放松心情，心里不要想任何能让心情激动、心潮澎湃的事，不管是开心和不开心的。就这样静静地坐着，保持0.5～1.0个小时。

静坐为什么有这么大的养神作用呢？这是因为静则神藏，燥则神亡，神宜静而不宜燥。静坐的时候，我们可以抛弃一切杂念，理清千头万绪，重新认识自我，倾听自己内心真实的呼唤。

❄ 冥想也能养神

冥想的方法很简单。当你为生活中的杂念所累时，可以选择一个无人打搅的、温度适宜的场所，将手机关机，排干净大小便，穿上干净、宽松的衣服。然后找个干净、平坦的地方，放一块松软、透气的坐垫，盘腿而坐。两手可随意放在膝盖上，只要觉得舒适放松即可。慢慢闭上眼睛，什么都不要想，放空自己，注意倾听自己的呼吸，让心情慢慢变得宁静。

刚开始练习时，可先坚持15～20分钟，后面再逐渐加长时间，最多以40～60分钟为宜。冥想结束时要感觉身体舒畅才算达到目标。

长期坚持静坐或冥想，一定可以达到调摄身心、养心安神、延年益寿的目的。

5. 怎样保持心绪安宁

> "非淡泊无以明志，非宁静无以致远"。因此，只有在宁静的环境中，使内心淡泊，远离人世间的喧嚣、嘈杂，人心才能得到升华。养心即是如此。

现在几乎每年都有"中国宜居城市排行""中国养生城市排行"的榜单发布，仔细观察就会发现，比较靠前的一般都不是一线城市，而是二线甚至三线城市。这是为什么呢？一线城市生活节奏太快，环境嘈杂，容易造成心神不宁，每个人都内心烦躁、不安、易怒，这些不良情绪都不利于人的健康。因此，注重生活品质或想找个地方安心养老的人都更倾向于选择生活较悠闲、环境较宁静优雅的二三线城市。

❋ 噪声干扰情绪

小军记得在读大学的时候，他们的学校里还在搞建设，宿舍楼后面还在建房子。有一天中午，他感觉很困就在宿舍睡午觉，窗外却有一辆挖掘机在开工。就这样，他在轰隆隆的机鸣声中睡了一个中午，等他醒来的时候感觉内心烦躁，头还很晕。毫无疑

问，都是外面的机器噪声导致的。

大城市生活环境的特点是，车水马龙、人口流动大，人们为了生活而奔波，灯红酒绿，充满了各种欲望，所有的一切都给人一种不确定性。不但身体容易疲劳，还极容易造成心神的疲劳。

可想而知，生活在各种嘈杂环境中的人们，身体状况也好不到哪去。事实也证明，生活在大城市中的人，

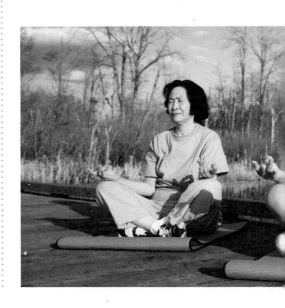

心脑血管疾病和神经、精神疾病的发病率要高于乡村里的人。

❋ 如何安心养神

当然，城市相对乡村还是有很多优势的，如资源相对集中，充满了机遇，有利于人的发展，生活也更便利。所以，政府要大力推进城市化。为了身心健康，生活在城市里的人还是可以通过其他方法来达到养心安神的目的。可以从耳、目、心三方面入手，保持身心的宁静。

居住场所要尽量选择较清静的地方，远离繁华地段。下班之后可以听听舒缓的音乐，尽量少去嘈杂的环境

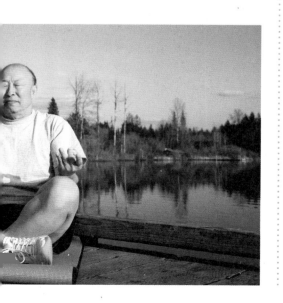

娱乐。环境清静的场所不单单是指人不多的地方，还包括有较多的花草树木、清幽宁静的地方。有研究表明，植物较多的地方，空气中的负氧离子含量也较高。负氧离子是对人体非常有用的物质，不仅可以辅助清除人体内有害的物质，还可以起到宁心安神的作用。

现在网络信息发达，我们每天都可以接收到很多负面信息，尤其是负面新闻。我们都有这样的经验，看了一些负面新闻之后，往往内心久久不能平静，甚至有些人会出现厌世心理，感觉社会有太多的不公平，人的一生有太多的灾难，未来一片黑暗。这些信息对健康是很有害的，我们平时应当少接受不良信息刺激，虽然关注时事也是很重要的，但是看到一些负面信息时也要相信：只要做好自己，社会总会趋向美好。如果有空可以多去郊外走走，如公园散步、爬山等，心情就会很不一样。

当然，最重要的是从自己的内心入手。有空可以去健身房或在自己的家里练习打坐、冥想，这有利于疏通经络、气血，调摄阴阳，这也是很有效的宁心安神的方法，长期坚持心自然就安静了。

Part 11
追求晚年幸福

我国进入老龄化社会以来，
为了调动全社会的力量，
参与到全国的养老事业中，
国家出台了越来越多的
有利于养老产业发展的政策，
从而使老龄化的挑战
成为经济发展的机遇。

1. 老年人如何养老

『 这些年，"空巢老人"成了一个热门词汇，这也是广大农村地区生活人群的真实写照。大部分年轻人都到城市工作去了，甚至有很多有所成就的人还买房定居了，留下年迈的父母在农村老家。』

然而，不仅仅是农村，全国的养老问题已经越来越突出，因为我们国家的老龄化正在不断加剧。

❋ 老年社会形势严峻

据相关调查数据显示，改革开放刚满20年的时候，政府就宣布了我们国家开始进入老龄化阶段。按照国际标准，当一个国家60岁以上人口超过总人口的10%的时候，即可认为这个国家进入老龄化阶段。截至2014年底，我国60岁以上老年人超过2.12亿，已占总人口的15.5%。因此，我们国家已经是名副其实的老龄化国家。

面对这么严峻的形势，大家该怎么面对？政府对养老问题十分重视，已经出台了很多有利于老年人生活以及养老产业发展的政策和法律法规。而对于我们老年人个人而言，最关心的是老年人失去劳动能力之后的物质生活能不能得到保障，精神生活是否愉悦，儿女们是否过得幸福。

❋ 老年人的物质生活

说到中国老年人的物质生活，我就想到了"未富先老"这个词。可以说"未富先老"是对大部分中国老人物质状况的总体概况。现在大部分老年人生活在农村，年轻的时候也在老家干农活，或者在城里做一些候鸟式的工作，失去劳动能力之后基本上就没有了经济的来源，要靠自己年轻时留下的积蓄或者儿女们的接济。

可喜的是，近几年开始，上了一定年纪的农村生活的老年人也能每个月得到一定的政府补贴，而且城市和农村的养老金标准已经实现了并轨。不过这只是一个很好的开始，未来的路还很长。政府现在给60周岁以上农村老年人每月给予一定的补贴。这点钱对于老年人的生活费肯定是不够的，只能用作基本生活的补贴了。

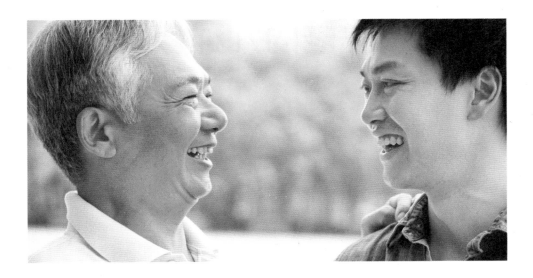

对于城里定居的老年人而言，物质生活还是过得去的。因为很多城里老人要么是自己年轻时通过自己的打拼在城里买了房，或者是单位给自己分了房；要么是自己的儿女事业有一定的成就，在城里买了房，然后自己跟他们一起住。除了住房，每个月还能领到几千块钱的退休金，完全能维持晚年的生活。

随着全国经济水平的上涨以及社会福利的完善，物质生活问题或许不是广大老年人最担心的问题。老年朋友们最担心的是，自己每天的精神生活是否丰富。应当指出的是，精神生活也受到物质基础的影响。

❋ 老年人的精神生活

老年人精神上是否快乐，除了受自身身体健康状况的影响，影响最大的因素就是与家里年轻一代的关系是否和睦。如老人不是跟儿孙们住一起还好，住一起的就难免产生矛盾，因为不同年代的人之间是有代沟的。老年人普遍都喜欢管年轻人的事，而年轻人都喜欢独立自主，这或许就是根源所在。

老年人最重要的是要端正自己的心态，该交给年轻人管的就别再操过多的心，只要做点自己喜欢做的事丰富晚年生活就好了。

2. 养老的几种模式

> 我们国家已经是个现代化国家，生活方式越来越接近西方发达国家。应对老龄化，除了居家养老，老年人的养老模式也有了更多其他的选择。为此，政府也在积极谋划完善养老的模式，以满足不同情况老年人的需求。

某个周末的上午，老中医去看望一个80多岁的病人高老。

❋ 国家的养老措施

当初高老找老中医看病，是因为不小心摔了一跤，导致左手骨折了。老中医给他敷好药和并固定好，就把他送回家养病了。高老的老伴前几年就去世了，现在他独自一人居住。他还有一个儿子和一个女儿，各自都成了家，但都在别的城市上班。

去他家的路上，老中医还在想高老现在还在养病，没人帮他打扫卫生，他屋里一定是脏得不像样。没想到的是，老中医刚敲开他的家门，进去一看，发现屋子里收拾得整整齐齐，地板几乎看不到脏污，阳台上还挂着刚洗的衣服。老中医惊讶地问，谁帮他洗的衣服，是不是他女儿来看他了。高老回答说，他女儿早就回去

上班了，是社区的家政人员帮我打扫的房间。老中医听了后很欣慰，原来我们国家的养老措施越来越丰富，尽管子女在外面打拼照顾不上老人，但是社区有人可以照看家里的老人了。

目前中国已经出现了各种形式多样的养老模式，我把它们归纳为以下四大类。

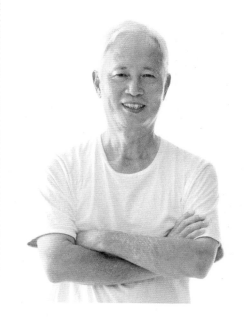

一、居家养老

这是中国自古以来就有的养老方式，也是最普遍的养老方式。具体是指老人在自己家中安享晚年，而不是去敬老院、老年公寓等专业养老机构养老。这种养老方式适合子女在自己家乡工作而且比较孝顺老人、家庭比较幸福的老人，以及对机构养老心存疑虑和偏见的老人。

二、居家社区养老

居家社区养老是伴随家政公司出现而开始出现的养老方式，具体是指老人居住在自己家中，但各种家务活请社区的家政公司来做的一种养老方式。上面这位老中医拜访的高老就是选择的这种养老方式。这种养老方式很适合有一定经济能力，喜欢住在自己家里而子女又不在身边的老人。

三、机构养老

这是完全不同于居家养老的养老方式，这种养老方式在西方发达国家很常见。具体是指老人居住在敬老院、老年公寓、养老基地等专业的养老机构。这种养老方式适合有一定经济能力、失去配偶、喜欢群居、无子女照顾以及失能的老人。

四、以房养老

以房养老是最近几年开始出现的养老方式。伴随着房地产的兴起，有些老人拥有自己的房产，但可能失去了其他经济来源。这时可以自己继续住在家中而将房子抵押出去，从中获得生活开支；或将自家房子租出去，自己去养老机构居住。

以上几种养老模式，我们可以根据自己的健康状况、经济条件以及家庭关系等方面，综合考虑和选择；也可以根据自己晚年生活的不同阶段，选择不同的养老模式。比如，身体健康、生活能自理的时候，完全可以考虑居家养老模式；而身体能力减退以后，可考虑居家养老和社区上门服务相结合的方式。总之适合自己的才是最好的，保持良好的晚年生活质量是最重要的。

3. 中国人的养老生活

> 居家养老模式既是中国有史以来的典型养老模式，也是我国老年人最乐于接受的养老模式。然而，这种模式也不是十全十美，因为它主要依赖后辈年轻人的照护。

由于年轻人大部分时间需要花在事业上，有时候难以顾及老人，这就要求我们学习借鉴西方发达国家的养老模式。

✳ 西方的养老模式

不管是过去、现在还是将来，住在自己家里度过晚年时光是中国的老人最想要的，这也是国家倡导的养老方式。这种模式的不足就是，如果老年人缺乏自理能力或行动不便，年轻人又忙于工作的时候，这将对老年人造成很多不便，甚至还可能会出现安全隐患。

而西方发达国家由于比我们国家更早进入老龄化阶段，因而养老制度也更完善。除了居家养老，他们更多的是依靠完善的社会福利制度保障生活。如美国有自理能力的老年人主要选择居住在老年公寓中，自己照顾自己的生活起居，这是绝大多数老年人的选择；自理能力较差的一般住在有各种辅助设备的生活区；没有自理能力的可以住在有人照料的退休社区或住在护理院；只有很少数的人选择居家养老方式。

可见，大多数美国的老年人即使失去自理能力也有专门的人员照顾，而这正是以居家养老方式养老的中国老年人所缺乏的地方。正因为如此，我们中国也出现了越来越多类似西方发达国家的这种养老机构。

现在国内比较专业的养老服务企业，能提供的服务比较完善。

这些企业都可以为居家老人提供日间照料，也可以提供24小时的全方位的生活照护。其中日间照料是介于居家养老和机构养老的一种折中模式；而24小时的全方位生活照护则属于机构养老模式，适合丧失自理能力的老人。以下是对这种公司养老服务模式做的简要介绍，可供老年读者朋友们参考。

✳ 提供上门养老服务

服务内容分为以下类别：

温馨陪伴服务（一级照护）：社交活动、陪同就医、用药提醒、膳食准备、清洗长者衣物及床上用品。

私人照护服务（二级照护）：社交活动、协助沐浴、协助如厕、洗漱照护。

特殊疾病照护（特级照护）：社交活动、阿尔兹海默症照护、帕金森照护、糖尿病照护、关节炎照护、中风后照护。

除了以上的内容，还为老年人提供以下增值服务：居家安全隐患排查、入户安全隐患排查、居家安全建议、居家无障碍环境规划（注：以上服务由专人上门评估后为老年人量身定制）。

✳ 社区的养老服务

引进具有50年养老及康复经验的香港先进管理技术与服务模式，依据国际认可的安老服务统一评估机制，聚焦社区养老领域，围绕日间康复、24小时持续护理两大核心服务，并提供为阿尔兹海默症患者（老年痴呆症）打造的园艺治疗花园、多感官刺激治疗室，为老年人提供综合服务平台，旨在让社区老年人及其家人按其所需，选择合适的老年人服务：

生理康护：为老年人量身定制康复与膳食计划，资深的康复理疗师和营养师为老年人提供科学的生活技能训练、功能退化减缓调理和营养饮食配餐等服务，采取不同的护理知识和技术，减轻疼痛并尽快地帮助老年人恢复健康。

精神怡护：为老年人设计针对性专业慰藉、辅导计划，协助其面对及解决在情绪、行为或适应上遇到的困难。设计各类兴趣小组活动，使老年人能抒发内心感受，发挥活力潜能，加强他们的满足感，保持其心旷神怡、被尊重的正常社交生活。

生活陪护：为老年人匹配适合的专业陪护人员，照料老年人日常生活，护理老年人个人卫生，陪同老年人外出就医，协助老年人落实医嘱。掌握老年人起居特点，使老年人享受安全、舒适、惬意的日常生活，让家人放心工作。

4. 如何安排晚年生活

现在，很多人的收入提高了，到了即将退休的年龄，也开始考虑该怎么过好自己退休后的生活了。政府已经为我们老年人拓宽了各种养老的渠道，养老的模式有了更多的选择。然而，与自己的实际情况相适应的养老模式才是最重要的。

曾经有一个病人老罗，已经退休多年，被很多慢性病折磨。他不舒服的时候就爱往老中医这边跑，一来二往就熟了。有一次，他们一起吃饭，老罗酒后吐真言，跟老中医说了他退休后的不幸福。

❄ 如何安排养老事宜

原来，老罗有两个女儿和一个儿子，他们都已各自成了家，而他老伴前几年就因为突发脑溢血去世了，自己跟儿子一家人住一块。可惜的是，儿媳经常嫌老罗生活习惯不好，爱抽烟又爱喝酒，搞得屋里气味很难闻。而老罗也看不惯晚辈对自己嫌这嫌那，因此他们经常为此吵得不可开交。他儿子却因为怕老婆，每次他们吵架他儿子都不敢吭声……

听了老罗的倾诉，老中医为他感到惋惜，同时又想起了正好前段时间参观过的一些养老机构，就对老罗说："我觉得像你这种情况，一来你自己每个月有可观的退休金；二来你害怕孤独，喜欢热闹；三来你的身体经常出问题。所以你完全可以去找个条件好点的养老院住。现在各种养老机构可多了，国家越来越重视养老事业的发展了……"还没等老中医说完，老罗就喜出望外地问他养老院的问题，还要老中医马上带他去参观。一个星期之内，老中医带着他参观了几家规模较大的养老院，仔细地向他介绍了各个院的规模及硬件设备。3天后，老罗就选了一家比较看好的养老院入住了。

从老罗的例子可以看出，对有些老年人来说，机构养老也不失为一种好的养老方式。选择适合自己的养老模式，可以从以下几方面来考虑：

❄ 经济决定生活水平

"老年人自己的经济状况"这个因素是很关键的，决定了老年人的生活水平。因为大部分养老院都是收费的，一般是几百元到几千甚至上万元不等（不同地方或机构价格不同）。如果是农村的老年人，因为没有养老金（目前，即使有高龄津贴也才不到100元/月），而自己子女的收入又不高，那就只能跟子女吃住一起了。相反，年轻时在企事业单位上班的老年人，退休后每个月有可观的养老金，就可以选择一家合适的养老院入住，当然也可以选择住家里。而那些有很多积蓄的老年人还可以经常去异地养老、旅游养老等。有房产的老年人还可以以房养老。

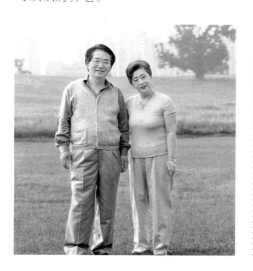

❄ 身体影响晚年安排

老年人的身体状况。这也是一个很重要的因素。身体状况较好的，不管是居家养老还是机构养老都可以任由自己选择。而自理能力较差的可以选择居家社区养老或有照护服务的机构养老。

除了上述两个因素外，还可以从下面这几个方面来考虑。是否有亲戚朋友和自己住一起并有时间、有能力照顾自己。这个因素决定了是否要居家养老。如果是自理能力较差的老年人有亲戚朋友跟自己住，但白天年轻人要上班，可以选择居家社区养老，请社区的家政人员来做日间料理，晚上由亲戚朋友来照护就好了。没有亲戚朋友一起住的老年人建议住养老院。

还要考虑老年人与家人的关系相处情况以及自身的喜好选择养老方式。如老年人和家人关系不好，而经济状况又允许，当然是住养老院比较合适。白天年轻人都要上班或者上学，因此许多老年人都无人陪伴，时常感到寂寞与冷落。其实，喜好热闹的老年人也可以选择和其他老年人一起住养老院或养老公寓。

5. 如何选择养老院

> 随着老龄化的加剧和养老产业的蓬勃发展，越来越多的养老院和其他养老机构开始出现，给各种不同需求的老年人带来了更多的选择。如没有亲人在身边照顾的失能老人或跟家人关系不好的老年人，选择一家合适的养老院或养老机构尤为重要。

最近，"空巢老人"已经成了一个热门词汇。在人口占多数的农村地区，空巢老人尤其普遍。儿女不在身边，而自己渐渐步入了花甲之年，身体越来越衰老，不但劳动能力变差，甚至有些老年人的自理能力也渐渐丧失。因此，养老问题迫在眉睫。

那么，选择养老院或养老机构的时候有哪些注意事项呢？

（1）自己的经济情况要跟养老院或养老机构的收费价位相匹配。

（2）养老院里面的基础设施，尤其是护理器械是不是足够完善。这一点对于自理能力比较差的老年人很重要。

（3）养老院或养老机构里的照护人员素质是否较高、数量是否充足。照护人员的服务质量直接关系到入住老人的生活体验。

（4）养老院或养老机构是否医养结合型的，或离医院的距离远不远。老年人生病是难免的，甚至经常出现需要送医院抢救的时候，因此有就近的医院就变得很重要，有时拖延一分一秒都会成为遗憾。所以，有条件的尽量选择医养结合型的或离医院较近的养老机构或养老院。

（5）空气清新、绿树成荫、山清水秀的自然环境是首选。另外也要远离嘈杂的环境，老年人适宜静养。环境的好坏对老年人的健康有直接的影响。因此，尽量选择环境较好的地段的养老院或养老机构。

（6）尽量选择离自己的亲戚朋友住处较近的养老院或养老机构。虽然不再跟亲戚朋友住一起，但是老人们难免会想念亲戚朋友。彼此住近一些，自然能增加来往机会，有利于老年人感受更多的亲情，有利于老年人安心地度过余生。